AF588893

I.

RAPPORT
SUR LE COWPOX

OU

LA PETITE VÉROLE DES VACHES,

ET SUR

L'INOCULATION DE CETTE MALADIE.

1.

RAPPORT

SUR LE COWPOX

OU

LA PETITE VÉROLE DES VACHES,

ET SUR

L'INOCULATION DE CETTE MALADIE

CONSIDÉRÉE comme pouvant être substituée à la petite vérole ;

SUIVI de remarques sur la nature et les effets de ce virus ;

PAR W. WOODWILLE, D. M.

Médecin de l'Hôpital des Inoculés, à Londres.

OUVRAGE traduit de l'Anglais, augmenté d'un précis de ce qui a été fait sur cette Maladie, et de notes historiques ;

Par A. AUBERT, D. M.

A PARIS,

Chez L'AUTEUR, rue des Poulies, n° 204, vis-à-vis les colonnades du Louvre.
GABON, Libraire, rue de l'Ecole de Médecine.
J. A. BROSSON, rue Pierre-Sarrazin, n° 7.

AN VIII.

(1)

DISCOURS
PRÉLIMINAIRE.

PARMI les Européens, les Anglais adoptèrent les premiers la méthode de l'inoculation; ce sont eux qui l'introduisirent en Europe, et c'est chez eux que la pratique en est devenue la plus générale : elle est justifiée et soutenue par le succès, et l'on en est presque au point de ne plus craindre l'une des épidémies les plus cruelles. Cependant, peu satisfaits d'une semblable amélioration, les Anglais s'occupent actuellement à bannir tout-à-fait la petite vérole; le moyen qu'ils proposent pour arriver à ce but, est plus certain que tous ceux qu'on a imaginés en différens tems et dans différens pays. Il ne s'agit de rien moins que d'une nouvelle maladie extrêmement bénigne, qui ôte à celui qui l'a eue, la faculté d'être affecté par le venin de la petite vérole, et le met pour toujours à l'abri de cette contagion dangereuse. Déjà, depuis quelques années, on avait observé que, lorsque la matière des boutons qui paraissent quelquefois au pis des vaches, était appliquée sur quelque partie du corps humain, de manière à pouvoir y être résorbée, elle produisait dans l'homme une fièvre légère, accompagnée ordinairement de maux de tête, de douleurs aux aisselles, et de pustules semblables à celles du pis des vaches. On fut ensuite convaincu, par des observations répétées, et par de nombreuses expériences, que celui qui avait eu cette maladie, soit qu'elle eût été grave, soit qu'elle eût été presque imperceptible, ne prenait point la petite vérole, quoiqu'on essayât à plusieurs reprises de la lui inoculer, et qu'on l'exposât aux miasmes et aux effluves de ce virus. Les Anglais ont appelé cette maladie, *Petite Vérole des vaches, Cow-pox* ou (1) *Vaccine;* et l'année dernière le docteur Jenner proposa de la substituer à la petite vérole ordinaire. Il assurait qu'elle n'était jamais mortelle, et que le plus souvent elle était accompagnée de symptômes tellement légers, qu'on eût été tenté de croire qu'elle n'avait point existé, si l'on n'avait pas été forcé de le reconnaître à l'impossibilité d'inoculer ensuite la petite vérole à la personne qui avait été si légérement indisposée.

L'ouvrage du docteur Jenner excita l'attention du public, généralement intéressé à la confirmation d'une pareille découverte, et engagea quelques médecins à répéter les expériences que le

(1) Les professeurs Pictet et Odier, qui nous ont les premiers transmis la découverte des Anglais, ont traduit ainsi le nom de Cowpox.

docteur Jenner alléguait en faveur d'une assertion aussi extraordinaire. Rarement les gens de l'art s'occupèrent-ils de recherches plus intéressantes, et qui tendissent aussi directement au bien de l'humanité : car si l'inoculation a rendu la maladie moins dangereuse pour ceux qui sont inoculés, elle ne l'a pas empêchée d'être quelquefois épidémique. Tous les hommes sont exposés à prendre la petite vérole naturelle, et tous ne sont pas appelés à jouir des bienfaits de l'inoculation : on devait donc saisir avec avidité tout ce qui pouvait donner l'espoir de bannir entièrement de l'Europe, une contagion qui n'y a pas toujours existé. D'ailleurs, l'inoculation elle-même n'a pas réussi dans tous les pays, où la petite vérole fait de fréquens ravages ; en plusieurs endroits elle n'y a pas eu de succès, soit que cela tînt aux hommes, soit que cela dépendît d'une constitution particulière de l'atmosphère. Ceux qui se rappelleront le deuil que l'épidémie variolique répandit l'année dernière dans Paris (1), ne rejetteront pas à la légère la découverte du docteur Jenner, et les espérances qu'elle fait naître! Hé! quel est le médecin qui ne chercherait pas tous les moyens d'atténuer ou d'éteindre tout-à-fait, si cela est possible, cette contagion funeste, dont le danger croît avec l'âge de celui qui en est atteint? Quelle reconnaissance ne devrons-nous pas à celui qui a ouvert la carrière, et qui nous aura appris à chasser cette maladie, qui attaque les hommes au moment où ils jouissent de la plus brillante santé, porte le désespoir dans le cœur des parens ou des amis, et fait périr tant de citoyens, d'une mort inutile à leur patrie?

(1) Les praticiens portent à quinze mille, le nombre des personnes mortes dans cette épidémie.

Les expériences faites par les docteurs Simmons et Pearson, vinrent à l'appui de tout ce que M. Jenner avait avancé ; ces médecins habiles attestèrent qu'en effet la maladie causée chez l'homme par l'application du pus pris aux boutons des mamelles des vaches, garantissait le sujet ainsi inoculé, de la contagion de la petite vérole; qu'en outre cette maladie était toujours légère, et jamais mortelle. Le docteur Woodwille publia, bientôt après, ses expériences; et quoique quelques-uns des faits qu'il raconte dans son ouvrage, renversent quelques-unes des opinions énoncées par les docteurs Jenner et Pearson, il fut néanmoins d'accord avec eux sur les points importans; il éprouva, ainsi qu'eux, que la petite vérole des vaches est une maladie plus bénigne que la petite vérole ordinaire, et qu'elle en est le préservatif assuré.

Mais avant d'entrer dans certaines considérations sur la nature et les effets de ce nouveau virus, avant surtout d'essayer de l'introduire sur le continent, et de nous livrer aux espérances qu'on nous donne, ne faut-il pas examiner si les faits qu'on nous annonce sont authentiques, et si les conséquences qu'on en a tirées sont justes? Pouvons-nous croire sans réserve ce que les Anglais affirment?

Les médecins de cette nation sont, à juste titre, estimés dans tous les pays; mais cet ordre respectable renferme quelques novateurs qu'on suspecte, et dont on se défie avec raison. Ce sont ces derniers qui ont fait dire aux Allemands, que les Anglais sont empiriques, et aux Français, qu'ils annoncent souvent des faits qui n'ont aucune réalité : on pourrait citer entr'autres les cures nombreuses attribuées aux acides nitrique, muriatique, etc.

que l'expérience a démenties à Paris, où l'on employa ces nouveaux remèdes contre le venin syphilitique, pendant long-tems, avec la plus scrupuleuse exactitude, et toujours sans succès, ou du moins, sans que ces médicamens détruisissent les effets du virus syphilitique, aussi complétement, et d'une manière aussi sure, qu'on l'avait annoncé. On pourrait rappeler encore les merveilles de la médecine pneumato-chimique, si vantée par Beddoes, et rejetée à cette heure, par l'auteur même qui l'avait prônée.

A Londres, plus que par tout ailleurs, l'inventeur d'une machine ou d'une méthode nouvelle est sûr de faire une fortune rapide et brillante ; cela est attrayant, et il ne faut pas être surpris qu'on cherche quelquefois à donner des nouveautés chimériques pour des découvertes utiles. Mais un juge impartial remarquera qu'à Londres, ainsi qu'ailleurs, les choses fausses, que le désir de parvenir, les protections puissantes et la cabale, avaient établies, retombent bientôt dans l'oubli. Or, il n'en est pas de même de la maladie dont nous nous occupons : les médecins qui l'ont observée, et qui l'ont propagée, paraissent n'avoir eu aucun autre motif que le bien de l'humanité. Le docteur Woodwille, entr'autres, médecin de l'hôpital pour l'inoculation des orphelins, ne peut pas être soupçonné d'avoir été conduit par quelque intérêt particulier, à l'introduction de cette nouvelle petite vérole. Si l'intérêt personnel devait faire suspecter sa véracité, on pourrait au contraire croire qu'il a influé sur lui, lorsqu'il a porté quelque jugement défavorable à la nouvelle maladie. On doit encore remarquer que la vaccine, et les malades qui l'ont eue, n'ont pas été renfermés dans un hôpital, et que ceux-ci n'ont pas été soignés seulement par quelques médecins isolés : des hommes bien connus par les savants de toute l'Europe, parmi lesquels on distingue M. Banks, ont été témoins des expériences du docteur Woodville. On inocule la vaccine tous les jours, dans toutes les provinces de l'Angleterre, à un grand nombre de personnes; déjà plusieurs milliers d'hommes de tout âge l'ont eue ; et dernièrement le duc d'Yorck l'a fait inoculer avec succès, aux soldats de son régiment qui n'avaient pas eu la petite vérole. Il serait donc difficile de révoquer en doute les faits contenus dans les ouvrages publiés sur ce sujet ; et toutes les recherches qui tendent à décider la question de savoir s'il faut substituer la petite vérole des vaches à la petite vérole ordinaire, offrent un travail aussi intéressant pour le philosophe ami du bien public, qu'utile pour l'humanité.

On porterait un faux jugement sur la nature et les effets du virus de la petite vérole des vaches, si l'on ne lisait que l'ouvrage du docteur Woodwille : ce médecin n'a point voulu donner un traité complet sur cette maladie, ou en faire l'histoire ; ce qu'il a publié est une suite à ce que les docteurs Pearson, Jenner et Simmons, avaient déja observé et fait imprimer. Il faut donc avoir recours aux ouvrages de ces médecins (1), et connaître les faits qu'ils ont avancés et prouvés : le docteur Woodwille, par exemple, pour constater que la vaccine ôtait au corps humain la faculté d'être infecté par le virus de la petite vérole ordinaire, a

---

(1) Ces ouvrages manquent en France, mais les extraits que les rédacteurs de la Bibliothèque Britannique en ont donnés, y suppléent entièrement, et contiennent de plus des notes critiques fort importantes, ajoutées par le docteur Odier (Voyez B. B. nº 72. nº 4. du vol. 9, et nº 86. nº 3. du vol. 11).

inoculé cette dernière à tous les malades à qui il avait inoculé la vaccine ; mais il a pratiqué cette seconde inoculation du virus variolique, pendant le cours de la maladie causée par le venin de la vaccine, ou immédiatement après sa terminaison : en sorte que, quoique cette seconde inoculation n'ait jamais produit aucun effet, les gens de l'art pourraient lui objecter que cela n'est point une preuve suffisante ; d'abord, parce que deux irritations fiévreuses ne peuvent pas agir en même tems sur le même corps, et qu'à l'époque où il a inséré le pus de la petite vérole, le système du malade était encore plus ou moins affecté par l'action du virus de la vaccine ; ensuite le combattant avec ses propres armes, on pourrait appuyer cette objection par les faits qu'il cite lui-même (voyez pag.). Il est prouvé et admis, que si la vaccine met à l'abri de la petite vérole, celle-ci n'empêche pas l'homme qui l'a eue, de prendre ensuite la vaccine; cependant le docteur Woodwille ayant inoculé la petite vérole des vaches à gens qui relevaient de la petite vérole ordinaire, ils ne la prirent point. On serait donc très-fondé à dire qu'il en est de même pour les deux maladies; mais si le docteur Woodwille n'a pas allégué, en faveur d'un point aussi important, des preuves plus fortes, c'est que ses prédécesseurs l'avaient déjà fait. Le docteur Jenner et le docteur Pearson avaient déjà recueilli des observations sans réplique, soit en citant des exemples authentiques de personnes qui, pour avoir eu dans leur jeunesse la petite vérole des vaches, n'avaient jamais pris la petite vérole ordinaire, quoiqu'elles eussent été depuis, souvent exposées à la contagion; soit en rapportant qu'ils avaient eux-mêmes, inutilement, essayé d'inoculer la petite vérole à ceux qui avaient eu la vaccine plusieurs années auparavant. MM. Jenner et Pearson, et d'autres médecins, avaient donc, antécédemment au docteur Wodwille, établi, d'une manière qui ne permettait plus aucun doute, l'axiome suivant :

« Ceux qui ont éprouvé la fièvre » spécifique, et l'inflammation locale » que cause le virus de la petite vérole » des vaches, lorsqu'il est communiqué » au corps humain, accidentellement » ou par l'inoculation, et qui n'ont » jamais eu la petite vérole, en sont » garantis pour toutes les époques de » la vie ».

Cet axiome a toujours été trouvé vrai dans tous les cas ; les exemples contraires qu'on a répandus dans le public, étaient controuvés, et nous savons d'une manière positive, que les personnes qui avaient eu la petite vérole ordinaire, après avoir eu, comme on le prétendait, celle des vaches, n'avaient point été affectées par cette dernière maladie. Ainsi cette assertion, que la vaccine est un préservatif assuré de la petite vérole, demeure intacte. Mais si l'on peut, avec assurance, affirmer que celui qui a été atteint par la vaccine ne prendra pas la petite vérole, il n'est pas aussi aisé de déterminer, dans tous les cas, que telle ou telle personne ait réellement eu la petite vérole des vaches : car les symptômes caractéristiques de cette maladie ne sont pas toujours les mêmes; elle est quelquefois si légère, que le malade n'éprouve point cette fièvre prétendue spécifique; quelquefois il y a une éruption, d'autres fois il n'y en a absolument point; quelquefois le malade qui a été inoculé de la vaccine, a, entre le septième et onziéme jour, des maux de tête, des douleurs à l'aisselle : c'est même le cas le plus fréquent; mais souvent aussi il n'éprouve aucune affection douloureuse quelconque ; il paraît jouir d'une parfaite santé pendant le cours entier de l'infection. Cette variété dans les symptômes est telle, que si l'on veut absolument avoir un indice du succès de l'inoculation, qui soit certain, et ne laisse aucun doute sur sa réussite, il faut se borner à le chercher dans l'aspect que la place, où l'incision a été faite, offre à l'œil. Il faudrait même avoir quelqu'habitude de l'apparence que prend cette incision, lorsque le venin de la vaccine a agi sur le système général, pour décider, en la voyant, que l'inoculation a réussi dans tel ou tel cas : car on ne peut pas en faire une description bien exacte, et l'on ne peut pas affirmer que le malade n'a pas eu la maladie, lorsque la place de l'inoculation n'a pas été affectée de la manière décrite. Dans les cas ordinaires, il se forme au bras, et autour de l'incision, une tumeur d'un rouge plus ou moins foncé; souvent elle est livide dans son centre, et seulement circonscrite par un bord rouge; ensuite cette tumeur se change au milieu en une ampoule qui se remplit d'une matière limpide, laquelle se dessèche sans devenir purulente, et finit par former une croûte : mais cette tumeur et cette efflorescence, ou aréole qui l'entoure, ne se manifestent pas toujours, et cependant on a d'assez fortes raisons de croire que l'inoculation a réussi, lorsqu'ensuite on essaye d'inoculer le même sujet de la petite vérole, sans produire aucun effet.

Cette inconstance dans les symptômes pathognomoniques, bien loin de jeter quelque doute, ou quelque défaveur sur la vaccine, semble devoir seulement montrer sa bénignité. La même chose à lieu dans l'inoculation de la petite vérole ordinaire; je citerai les expressions d'un habile inoculateur, le professeur Odier : « J'ai vu, dit-il, des inoculés, dans lesquels on n'apercevait aucun signe d'action générale, mais une petite vérole locale, complète et bien caractérisée, non-seulement par l'inflammation, successivement augmentée de l'incision, jusqu'à produire un gros bouton plein de pus, mais encore par l'apparition de cette efflorescence ou aréole érysipélateuse, qui l'entoure communément au onzième jour; et dans ces cas-là, ajoute-t-il, j'ai toujours considéré l'action du virus comme suffisante pour garantir de la petite vérole naturelle, parce qu'il n'est jamais arrivé qu'en pareil cas une seconde inoculation ait réussi, ni produit rien de semblable ». (1)

---

(1) Le professeur Pinel ayant, cet été, inoculé un grand nombre d'enfans, eut occasion d'observer quelques cas semblables, qui confirment entièrement

L'éruption de la vaccine étant, pour l'ordinaire, plus légère que ne l'est celle de la petite vérole, les boutons étant d'une nature différente, et ne passant pas, le plus communément, à l'état de suppuration, comme ceux de la petite vérole; l'aspect aussi de la plaie, lorsque l'affection reste locale, diffère de celui de la plaie causée en pareil cas par l'inoculation de la petite vérole : la tumeur, par exemple, n'a pas besoin d'être entourée d'une efflorescence; l'apparition d'un bouton n'est pas nécessaire pour que l'action du virus ait été générale. Des observations répétées nous mettront, par la suite, à même de déterminer, d'une manière positive, si l'inoculation de la vérole des vaches a réussi ou non, lorsque

---

l'opinion du docteur Odier : une seconde inoculation n'eut aucun effet, quoique la première n'eût produit que l'inflammation locale décrite ci-dessus.

son effet n'aura été que local ; et nous pouvons, dès à présent, nous réjouir de ce que des affections aussi légères, et aussi fugitives, produites par l'insertion du pus de la vaccine, suffisent pour mettre l'homme à l'abri de la contagion de la petite vérole.

On ne peut pas s'attendre à trouver beaucoup de précision et de régularité dans les symptômes de l'action locale du virus de la petite vérole des vaches, puisque ceux de son action générale sont eux-mêmes si peu déterminés, et si peu réguliers. Dans le principe on avança que ce virus excitait chez l'homme une fièvre spécifique ; cela ne s'est point confirmé ; plusieurs personnes de tout âge, et de constitutions différentes, ont eu la maladie, sans éprouver aucune incommodité qui pût mériter le nom de symptômes fébriles ; les sujets inoculés ont continué à jouir d'une parfaite santé, tandis que l'incision faite au bras s'enflammait, s'enflait, et que la tumeur, causée par l'application du virus, suivait sa marche accoutumée. On doit donc se borner à dire, que l'inoculation de la vaccine garantit de la contagion de la petite vérole, lorsqu'elle a agi sur la constitution, sans déterminer ce mode d'action.

Ce qui a pu porter les premiers observateurs à croire qu'il fallait avoir eu une certaine fièvre spécifique, pour avoir été réellement affecté par le venin de la vaccine, et pour être ensuite garanti de la contagion de la petite vérole, c'est qu'ils avaient fait leurs premières observations sur des personnes qui avaient pris la maladie accidentellement, et par le contact immédiat du pus de la vache. Or, si l'on consulte la masse des faits déjà rassemblés, on verra que la maladie est beaucoup moins grave, et beaucoup plus légère, lorsqu'elle a été inoculée, qu'elle ne l'est chez les gens qui l'avaient gagnée en trayant les vaches. Il paraît que la vaccine ressemble en cela à la petite vérole; ainsi qu'elle, elle devient plus bénigne, par cela seul qu'elle est inoculée : mais c'est-il par le même procédé ? Cela serait intéressant à observer; cette découverte nous donnerait peut-être la solution d'un problème qui subsiste encore, malgré les théories nombreuses qu'on a élevées pour tâcher de le résoudre. Car, si l'inoculation de la petite vérole ordinaire ôte à cette maladie la plus grande partie, et presque la totalité de son danger; on peut supposer que cela tient à l'élaboration que le virus subit dans la plaie de l'inoculation, avant qu'il puisse être absorbé, et attaquer le système général. On peut, en considérant la chose sous ce point de vue, et en développant, comme on l'a fait, cette idée, expliquer la bénignité de la petite vérole lorsqu'elle est inoculée, parce qu'on ajoute, par opposition, que lorsque le malade la prend accidentellement, elle lui est communiquée par un miasme subtil, qui atteint directement le système général, et ne subit aucune espèce d'élaboration avant que d'attaquer les organes de la vie. Si une expérience plus étendue montrait que la petite vérole des vaches est constamment accompagnée de symptômes plus légers lorsqu'elle est inoculée, que lorsqu'elle est naturelle ; on ne pourrait point expliquer ce changement, comme celui que l'inoculation de la petite vérole ordinaire produit ; car, les gens qui tiennent accidentellement la maladie de la vache même, la prennent de la même manière que ceux à qui on l'a inoculée. Le virus de la vaccine a agi sur eux, parce qu'il avait touché quelque partie de leurs mains entr'ouvertes ou gercées; c'est un procédé entièrement semblable à celui de l'inoculation. Il sera donc intéressant de constater le fait, et de voir si les personnes qui sont attaquées de la maladie, pour avoir trait des vaches malades, ont toujours, et sans exception, la fièvre, les maux de tête, les tumeurs et les pustules que le docteur Jenner a décrits; tandis que ces symptômes n'ont très-souvent pas lieu chez les sujets qu'on a inoculés avec le pus de la vaccine.

J'ai dit que la petite vérole des vaches, quoique naturelle, avait toujours été communiquée par une incision, une coupure ou une gerçure à la peau; en un mot, par un procédé en tout semblable à celui de l'inoculation: c'est qu'en effet, la vaccine ne se communique pas par des effluves, par des miasmes subtils et capables d'être soutenus dans l'air qui nous environne. MM. Jenner, Simmons et Pearson, avec beaucoup d'autres, l'ont dit; ils l'ont affirmé, parce qu'ils avaient vu les personnes attaquées de cette maladie, vivre et coucher, pendant toutes les périodes de l'infection, avec d'autres personnes qui ne l'avaient jamais eue, sans la leur communiquer. Le docteur Woodwille cite, il est vrai, deux exemples qui sembleraient prouver le contraire; mais il ne donne pas des détails suffisans, et capables de détruire une assertion fondée aussi sur l'expérience, et accompagnée de circonstances qui paraissent très-décisives : il dit que, lorsque les boutons de la vaccine suppurent et sont en grand nombre, alors les émanations qui s'échappent ont très-bien la propriété de communiquer la maladie, sans qu'il y ait application du virus sur une partie du corps dépouillée de l'épiderme : il raconte qu'il a vu deux personnes dans ce cas; mais il ne dit pas si on a suivi ces deux malades avec une attention scrupuleuse, et si l'on a eu soin qu'il n'y eût point de contact immédiat entr'eux et les personnes attaquées de la vaccine, avec lesquelles ils vécurent habituellement pendant le cours de la maladie : en sorte qu'on ne peut pas affirmer que ces deux personnes n'aient pas pris la maladie par inoculation, et pour avoir été touchées par le virus, en quelque endroit du corps, où la sur-peau était entamée, ou du moins tellement mince que l'infection ait pu se faire par contact immédiat.

Aussi long-tems qu'on n'aura pas fait là-dessus des expériences exactes, on ne doit pas rejeter le témoignage des médecins qui ont précédé le docteur Woodwille : car, outre les preuves que ces premiers nous donnent, lorsqu'ils ont annoncé que les émanations qui s'exhalent des boutons ou des tumeurs de la vaccine, ne communiquent point cette maladie, on remarquera un fait qui paraît militer fortement en leur faveur. La maladie est la même chez la vache que chez l'homme, car elle passe, sans s'altérer, de l'animal à l'homme, et l'on peut la reporter de l'homme à la brute. Tout ce qui donc est vrai d'elle chez l'homme, doit l'être aussi chez l'animal, et les propriétés du virus doivent être les mêmes, soit qu'il ait été développé dans le corps de la vache, soit que ce développement se soit opéré dans le corps humain. Cela étant, comment arrive-t-il, qu'au moment où il y a dans une ferme, dix, douze, et jusqu'a cinquante vaches atteintes de la maladie, elle se communique à un si petit nombre de personnes, et que même elle n'atteigne que ceux qui sont appelés par leur emploi, à manier le pis des vaches, au moment où il est couvert de pustules purulentes? Assurément, si les émanations du virus suffisaient pour porter la maladie, un bien plus grand nombre de personnes devrait la prendre : qu'on suppose un instant, qu'au lieu de la vaccine, ce soit la petite vérole ordinaire qui règne parmi les bêtes à cornes, renfermées dans une étable; le fermier et sa famille ne tarderont pas à succomber à la contagion. Or, cela n'a jamais lieu lorsque la petite vérole des vaches se manifeste dans les campagnes, ou dans les laiteries de la ville. Si l'on veut attendre de nouvelles expériences, pour être pleinement convaincu que ce virus n'a pas la propriété de se communiquer par ses effluves, et au travers de l'atmosphère, sans contact immédiat, au moins peut-on, dès à cette heure, affirmer que ses effluves sont beaucoup moins subtils et moins actifs que ceux du virus de la petite vérole ordinaire.

La ferme persuasion où étaient MM. Jenner, Simmons et Pearson, que la petite vérole des vaches ne se communiquait point par les exhalaisons du corps malade, que même il fallait, pour que le contact produisît l'infection, qu'il eût lieu dans une place dépouillée de l'épiderme, les avait engagés à préconiser cette maladie aussi bienfaisante qu'extraordinaire. En effet, ils avaient raison d'attendre de cette circonstance, les résultats les plus heureux. On est obligé de reconnaître avec eux, que si cela était vrai, et se confirmait, on pourrait très-aisément délivrer l'Europe de la vaccine, après s'être servi de celle-ci pour bannir la petite vérole; et lors même qu'on ne porterait pas ses vues aussi loin, on trouverait toujours un avantage immense à substituer à la petite vérole, qui se propage de tant de manières, et avec tant de facilité, une maladie si peu contagieuse, que dans la même famille, dans le même appartement, on pourrait l'inoculer à un individu, sans craindre que les personnes qui l'entourent et le soignent, en fussent attaquées. On sent combien cette propriété de non-contagion, attribuée à la vaccine, lui donne d'avantages sur la petite vérole; elle renverse aussi certaines objections qu'on a faites contre l'inoculation de cette dernière maladie : la crainte de la voir se propager dans la ville, et devenir épidémique, a, dans quelques pays, fait blâmer ceux qui inoculaient leurs enfans, au moment où la petite vérole n'était pas endémique. Dans quelques endroits, le gouvernement a cru devoir défendre absolument d'inoculer hors des épidémies de la petite vérole. Je sais que ces mesures sont fausses, et qu'une police éclairée veillerait plus surement au bien public, en introduisant et en favorisant l'inoculation, qu'en proscrivant cette méthode bienfaisante; la proscrire, au lieu de l'organiser, c'est laisser en proie à la maladie, que le hasard ou une cause imprévue amène tôt ou tard, des sujets qu'on aurait pu entièrement garantir de sa malignité. Mais ces préjugés n'en ont pas moins existé ; ils ont empêché souvent l'introduction de l'inoculation, et il n'en est pas moins vrai, qu'une maladie dont la nature et les effets n'offrent pas à la pusillanimité ignorante de semblables craintes, est par cela seul préférable à l'autre.

Si la vaccine ne se communique pas par les exhalaisons du corps malade, si déjà en cela, son virus paraît être moins actif, moins subtil que celui de la petite vérole, il semble aussi conserver moins long-tems sa virulence ; cependant on ne peut rien dire de positif sur ce point. Dans une matière aussi nouvelle, on avait une foule d'observations intéressantes à faire, et l'on n'a pas pensé, dès le commencement, à mettre en réserve du pus de la vaccine, pour éprouver pendant quel espace de tems il conservait l'activité nécessaire à sa reproduction : et cette question n'est pas encore décidée. Un médecin anglais me marque que le docteur Pearson, vers le milieu du mois de mars, inocula avec succès, avec du pus du mois de janvier. Trois enfans ayant été inoculés à la Salpêtrière, le 29 thermidor an 7, avec du pus de la vaccine, pris le 20 prairial, sur le bras des derniers sujets inoculés à l'hôpital de Londres, ils ne prirent point la maladie, et l'insertion du pus ne parut produire que l'irritation qui accompagne une piqûre ordinaire, ainsi que je le dirai plus bas : ces faits sont les seuls connus jusqu'à présent, d'après lesquels on puisse déterminer la longueur du tems pendant lequel le pus de la vaccine se conserve ; et l'on voit qu'ils sont à cet égard très-insignifians.

Mais ce qui, plus que toute autre propriété, présentait dans cette nouvelle maladie, un moyen facile et sûr de se garantir des dangers de la petite vérole, c'était sa constante bénignité : et à entendre les docteurs Jenner et Pearson, on ne pouvait trop se hâter de remplacer cette dernière maladie par celle qu'ils venaient d'osberver ; les effets de la petite vérole des vaches étaient toujours peu graves, lorsqu'elle était inoculée, et si, lorsqu'elle était communiquée accidentellement, l'affection locale était quelquefois plus sévère que ne l'est en pareil cas celle de la petite vérole ordinaire, elle n'était jamais mortelle ; tellement que l'inoculation de ce nouveau pus promettait à ceux qui y seraient soumis, et de ne leur jamais donner la mort, et de ne jamais imprimer sur leur visage les traces hideuses que la petite vérole laisse quelquefois après elle, lors même qu'elle a été inoculée.

Ces espérances flatteuses ont-elles été confirmées par la suite des expériences ? Pas entièrement. L'ouvrage de M. Woodwille pourrait faire porter un jugement différent ; il renferme le détail de la maladie d'environ deux cents personnes inoculées de la vaccine, et le résultat de l'inoculation d'environ six cents ; sur ce nombre-ci, quelques-unes ont été à peine affectées par le virus de la petite vérole des vaches, et cependant mises par là à l'abri de la petite vérole ordinaire ; d'autres ont été malades d'une manière assez grave ; d'autres ont eu une très-grande quantité de boutons ; enfin il est mort un enfant à la mamelle, le onzième jour après l'inoculation de la vaccine, et pendant l'éruption. Voilà donc tous les avantages qu'on attendait de cette découverte, détruits et anéantis par un seul fait : j'ajouterai que, depuis l'impression de l'ouvrage de Woodwille, c'est-à-dire, depuis le 19 mai 1799, une autre personne est morte, à Londres, de la même maladie : j'ignore dans laquelle de ses périodes; le médecin qui me communiqua ce fait ne m'en à pas transmis les détails.

Faudra-t-il se laisser rebuter par ces deux cas funestes, et abandonner une découverte qui charmait le philanthrope? Ne serait-il pas plus sage de continuer à marcher dans la carrière ouverte, en usant seulement des précautions qu'on n'aurait jamais du perdre de vue, et en observant les phénomènes avec cet esprit de scepticisme qui est le flambeau de la médecine? S'il existe deux victimes de la petite vérole des vaches, il faut savoir aussi que ces deux sont les seules qui aient succombé, sur un nombre d'inoculés qui s'étend pour le moins jusqu'à trois mille. On doit remarquer encore que l'enfant dont le docteur Woodwille fait mention, a péri dans les convulsions ; en sorte que, lors même qu'on avouerait que la vaccine ait causé la mort de ce malade, on ne pourra pas à la rigueur en conclure que la maladie soit en elle-même mortelle. On sait qu'il est des constitutions telles, que la moindre irritation morbifique porte chez elles un désordre qui va quelquefois jusqu'à l'anéantissement total de la force vitale : un enfant meurt dans les convulsions, et cependant la cause occasionnelle de ce symptôme qui est devenu funeste, peut être extrêmement légère. Je ne me permettrais pas de faire cette réflexion en faveur de la vaccine, si la maladie décrite par le docteur Woodwille avait suivi une autre marche, et si l'enfant, avant que d'être enlevé, avait éprouvé les symptômes morbifiques qui accompagnent la petite vérole lorsquelle est mortelle : mais l'éruption s'était faite heureusement, le virus n'avait point paru développer d'action funeste ; seulement, dans un âge aussi tendre, ce malade ne put pas résister à des accès convulsifs dont la cause est si souvent inconnue, et qui dans ce cas-ci pouvait fort bien être étrangère à la vaccine.

Je dirai encore que si, pour être convaincu de la bénignité d'une maladie, et de l'avantage qu'il peut y avoir à l'inoculer, l'on exige que jamais un malade ne meure pendant la durée de l'inoculation de ce virus, l'on prétendra alors que cette inoculation mette l'homme, non-seulement à l'abri du danger de la contagion, mais encore qu'elle éternise le sujet qu'on inocule, en le soustrayant aux lois générales de la mortalité : car il meurt, dans un tems donné, un nombre d'hommes déterminé, sur un nombre d'hommes également déterminé ; cette règle est assez constante pour qu'on doive y faire attention, avant que d'attribuer à une cause quelconque ce qui n'est que la suite des lois de la nature. Puisque la vaccine a été généralement bénigne, puisque sur plusieurs milliers de personnes qui ont eu cette maladie, deux seulement sont mortes, on pourra faire, en faveur de ce virus, la même réflexion qu'on a faite sur celui de la petite vérole. Je trouve la remarque suivante dans une brochure récemment publiée par un médecin connu depuis long-tems par ses savans ouvrages, et que sa longue expérience en matière d'inoculation rend juge compétent (1) : « Sur quatre cents enfans, dit-il, pris au hasard, soit qu'on les inocule, soit qu'on ne les inocule pas, il est plus que probable qu'il doit en mourir un dans l'espace d'un mois (tems que l'inoculation met à parcourir ses périodes) ; car en tout pays sur

(1) Avis aux pères et mères sur l'Inoculation de la Petite Vérole ; par D. Delaroche, médecin.

trente personnes il en meurt une dans l'espace d'un an, et par conséquent une sur trois cent soixante dans l'espace d'un mois; l'inoculation n'ajoute donc rien, ou presque rien, à la mortalité ordinaire des enfans, etc. (1) ». Ce raisonnement est très-fort, et il est le même pour la vaccine, dès que la mortalité qui suit son inoculation n'est pas plus grande que celle causée par l'inoculation de la petite vérole ordinaire. Or, le docteur Woodwille lui-même convient que sur six cents malades qu'il a soignés, il n'a vu que le seul cas cité par lui, qui ait été funeste.

Cet exemple ne doit donc pas effrayer ou faire porter sans appel sur la vaccine, un jugement défavorable; le docteur Woodwille ne s'est pas laissé décourager, quoique l'on voye bien par

---

(1) Les tables d'inoculation faites dans tous les pays, montrent que sur quatre cents inoculés il en meurt un.

son ouvrage, et qu'on sente au ton qui y règne, que, non-seulement il n'avait aucun intérêt particulier à propager cette maladie, mais encore qu'il était loin d'adopter, sans un examen rigoureux, l'opinion avantageuse que ses prédécesseurs en avaient eue. Il a continué ses recherches et ses observations : nous n'en avons pas encore le détail; mais j'apprends des médecins qui l'ont suivi dans ses opérations, qu'ayant, depuis l'impression de son ouvrage, inoculé la vaccine à environ quatre cents personnes, et toujours avec le pus pris du premier bouton, la maladie a été beaucoup plus bénigne; la très-grande majorité des inoculés n'a point eu d'éruption générale, et tous les symptômes ont diminué en proportion. Voilà un fait très-important; l'inoculation de la petite vérole n'offre point une semblable amélioration; si le choix du pus influe sur la maladie, et la rend plus ou moins grave, au moins ne le fait-il jamais d'une manière aussi marquée; surtout il ne change pas à ce point la marche de l'infection et le cours de ses symptômes. Ceux-ci restent toujours, à peu de chose près, les mêmes, quelle qu'ait été la matière qu'on a employée.

Si donc l'on appuie son jugement sur les faits connus jusqu'à cette heure, je doute qu'on soit tenté de laisser retomber dans l'oubli la découverte dont nous nous occupons. Les effets du virus de la vaccine sont généralement moins graves que ceux du virus de la petite vérole, et quelque légers qu'ils soient, ils nous garantissent toujours de la contagion de celle-ci : voilà qui est prouvé, cela suffit pour exciter l'esprit de recherches, et promet à celui qui travaillera sur cette matière, qu'il parviendra un jour à des résultats importans.

En lisant les ouvrages des premiers observateurs, cette maladie paraissait, à plus d'un égard, bien extraordinaire; plusieurs des phénomènes qui l'accompagnaient étaient si nouveaux, si contraires à ce que nous avons observé jusqu'ici dans les effets des différens venins contagieux, qu'on aurait été tenté de nier tout, afin de n'être pas obligé d'admettre certaines choses. C'est ainsi que M. Pearson avait établi en principe que l'on pouvait avoir deux fois la petite vérole des vaches, quoiqu'il suffise d'avoir été atteint une fois par le virus de la vaccine, pour être garanti de la petite vérole qu'on n'a jamais eue. Si cette assertion était bien prouvée, les praticiens auraient quelqu'embarras à expliquer ce fait, et ils n'auraient pas peu de peine à concevoir comment ce virus qui ôte au corps humain la faculté d'être affecté par la petite vérole, ne lui enlève pas en même tems la disposition qu'il fallait qu'il eût lorsqu'il fut atteint la première fois par ce même virus. Mais depuis que la physiologie a fait des progrès, et qu'il n'est plus aussi aisé qu'autrefois de donner les raisons d'un phénomène extraordinaire, on s'applique à vérifier l'authenticité d'un fait, avant que d'en chercher l'explication. Il paraît douteux que les docteurs Pearson et Jenner aient pu établir l'axiome dont il est question; au moins il ne semble pas que les preuves dont ils l'ont appuyé soient suffisantes : lorsque la même personne a eu deux fois la petite vérole des vaches, ils ne l'ont soignée que la dernière, et pour l'autre ils ont été obligés de s'en remettre au témoignage du malade, qui disait avoir éprouvé, quelques années auparavant, les mêmes douleurs, et avoir eu les mêmes tumeurs. Ce témoignage ne peut pas être admis; si on le recevait, le nombre des personnes qui auraient eu deux fois la petite vérole serait aussi très-considérable : il y a beaucoup d'éruptions qui ressemblent à celle de la petite vérole, et les gens qui n'ont pas l'habitude d'observer attentivement, et de comparer ces maladies, prennent aisément des pustules ordinaires pour des boutons varioliques.

Avant d'affirmer que le même sujet peut être atteint deux fois par la même contagion, il faudrait que le même médecin lui eût inoculé deux fois le virus qu'on veut connaître, et qu'il l'eût vu chaque fois produire les mêmes effets ; ou bien, lorsque le malade a été affecté accidentellement par le virus, il faut que le médecin ait été à portée de l'observer dans les deux cas. Cela est si vrai, que la seule expérience qui ait été faite dans le but de voir si la vaccine pouvait deux fois se reproduire dans le corps, et par conséquent le seul fait qui soit ici de quelque poids, renverse l'opinion de MM. Jenner et Pearson. Le docteur Woodwille inocula la vaccine à une jeune femme qui l'avait déjà eue par inoculation (voyez cas XXVIIe), mais elle ne la prit pas cette seconde fois. M. Woodwille n'a pas eu plus de succès dans l'inoculation de la vaccine, chaque fois qu'il l'a répétée. Cependant je n'appuierai pas sur ces faits, parce que cette seconde inoculation suivit toujours de trop près la première maladie; et l'on est forcé de renvoyer la décision de la question à des expériences mieux faites, et surtout pratiquées à de plus grands intervalles les unes des autres.

Les docteurs Pearson et Woodwille auraient du prononcer d'autant moins vîte sur la possibilité d'avoir deux fois la vaccine, qu'ils n'ont vu qu'un ou deux exemples de cette espèce, sur un nombre très-considérable de personnes qui, ayant eu une fois cette maladie, ne l'avaient jamais reprise, quoiqu'elles eussent été depuis lors exposées à l'infection ; et ces praticiens auraient également pu, en attendant des faits plus affirmatifs, supposer que le sujet qui avait eu deux fois la vaccine (si toute fois la chose était vraie), offrait une de ces exceptions rares, dont l'inoculation de la petite vérole n'est pas exempte : on trouve dans les ouvrages des inoculateurs, des cas d'une double infection de la petite vérole, dont on serait embarrassé de révoquer l'authenticité. Le docteur Mieg, à Bâle, a vu cette année un semblable exemple : il avait inoculé, au printems de l'an 6, deux enfans ; les effets topiques de cette inoculation avaient été très-marqués, et avaient présenté tous les caractères accoutumés ; les deux enfans avaient eu la fièvre variolique avec tous ses symptômes ordinaires ; elle avait suivi la marche la plus régulière, et il y avait eu une éruption très-caractérisée, quoiqu'elle se bornât chez l'un et l'autre de ces malades, à une douzaine de boutons : l'année suivante, la mère faisant inoculer une troisième petite fille, voulut qu'on répétât l'opération sur les deux premiers enfans ; le docteur Mieg le fit, cédant au caprice et à la vaine sollicitude d'une mère : il lui demandait le secret, afin d'éviter le ridicule que cela jetterait sur lui ; mais quel fut son étonnement, lorsqu'au quatrième jour les deux enfans se trouvèrent malades, et finirent par avoir la petite vérole la plus complète, et être couverts de boutons ! l'un d'eux fut même fort en danger de périr de convulsions pendant l'éruption.

Ces faits, quoique rares, montrent de quelle défiance on doit user, lorsqu'il s'agit de déterminer les propriétés et les effets constans de tel ou tel virus ; l'économie animale n'admet pas dans ses fonctions la certitude mathématique, et le petit nombre de ses lois que nous connaissons bien, offre chaque jour des exceptions.

Un autre axiome établi par MM. Pearson et Jenner, paraît plus assuré, quoiqu'il ne soit pas moins extraordinaire : « La vaccine garantit l'homme de la petite vérole » ; mais l'inverse de cette proposition n'est pas vraie, et l'expérience montre que pour avoir eu la petite vérole ordinaire, on n'est pas à l'abri de prendre la petite vérole des vaches. Cela paraît suffisamment démontré dans les ouvrages que nous avons cités ; il paraît assez prouvé que parmi les personnes que ces praticiens ont vues attaquées de la vaccine, il y en avait qui avaient eu la petite vérole, soit inoculée, soit naturelle ; cependant, avant d'admettre cette proposition, on peut demander une série semblable, plus étendue.

Les gens de l'art admireront également que l'inoculation de la vaccine n'arrête pas les progrès de l'inoculation de la petite vérole, lorsque l'une et l'autre ont été pratiquées à la fois sur le même sujet. Dans ce cas, ces deux virus exercent chacun de leur côté l'action qui leur est propre; et l'inoculation de la vaccine n'influe point sur les effets de l'autre venin, si ce n'est qu'elle paraît les rendre plus légers et moins graves : d'ailleurs les deux virus en agissant à la fois ne se combinent pas, et le pus pris dans les tumeurs causées par cette double inoculation, reproduit dans un autre sujet la maladie particulière au virus de la tumeur respective. Cependant je ne crois pas qu'on doive d'après cela renverser cette loi physiologique, par laquelle deux irritations fiévreuses ne peuvent pas agir ensemble sur le même corps : car si ces deux virus varioliques affectent l'homme, c'est lorsqu'on les a insérés à la même époque, et avant que l'un d'eux ait pu apporter quelque changement dans le système général. Les inoculateurs ont souvent éprouvé que si, ayant inoculé un enfant de la petite vérole, il est survenu quelque maladie, la rougeole ou telle autre, alors les progrès de l'inoculation ont été comme suspendus, et les symptômes de l'éruption variolique ne se sont manifestés que le dix-septième ou vingtième jour, c'est-à-dire lorsque l'autre maladie avait achevé son cours; mais il faut remarquer que dans ces cas-là la rougeole avait atteint l'enfant inoculé, au moment où le virus variolique n'avait point encore agi sur la constitution, et tandis que la plaie n'était encore qu'une affection locale. C'est ainsi que, lorsqu'au lieu d'inoculer la petite vérole, en même tems que la vaccine, on ne l'inocule que cinq ou six jours après l'insertion du pus de cette dernière, elle ne produit aucun effet, et cela, parce que le pus de la vaccine a déjà affecté le système général.

Quelle est donc cette maladie extraordinaire? comment se fait-il qu'après tant de siècles d'une expérience contraire, on découvre un virus qui ait la propriété d'atteindre également l'homme et la brute; qui produise les mêmes symptômes chez les deux, et qui passe de l'un à l'autre sans s'altérer? On ne peut pas douter que cette maladie ne soit une nouvelle découverte; on ne peut pas prétendre qu'elle soit la même que la petite vérole, car c'est envain qu'on essaierait d'inoculer aux vaches la petite vérole ordinaire: n'en est-ce qu'une variété? Cette question délicate sera un jour décidée par des expériences bien diversifiées, et par des médecins habiles qui s'en occupent; mais en attendant il est de fait que cette maladie est particulière aux vaches.

On s'engagera dans une longue suite de recherches pénibles, et peut-être infructueuses, lorsque l'on voudra savoir comment les vaches ont cette maladie, et de qui elles la tiennent : si, devenus attentifs, les gens de l'art trouvent que ces animaux l'ont également dans tous les pays, et qu'elle est la même par tout, on sera autorisé à penser que la vache est exposée à cette épidémie, comme les hommes sont soumis à telle ou telle maladie, qui reparaît toujours avec les mêmes symptômes, quoiqu'à des époques éloignées, et dont la cause occasionnelle ne nous en demeure pas moins inconnue.

Sur des apparences trompeuses, ou d'après des faits que son imagination avait liés ensemble, parce qu'ils étaient coïncidens, le docteur Jenner avait cru que le pus du javart du cheval, porté au pis de la vache, y causait ces tumeurs, ces pustules, en un mot, les affections de la vaccine, et que c'était là l'origine de cette singulière maladie. Il s'était si fort persuadé que cela devait être ainsi, qu'il avait rejeté les expériences faites par lui-même, qui prouvaient la fausseté de son opinion : et plutôt que d'y renoncer il avait inventé des raisons purement théoriques.

Dans l'espoir, et d'après lui, dans le but d'inoculer une vache, il avait fait une légère incision au pis de la mamelle, et y avait inséré le pus pris sur le sabot d'un cheval malade du javart : la vache n'éprouva point de mal, et surtout n'eut point la maladie attendue. Cette expérience ayant été répétée inutilement, le docteur Jenner imagina qu'elle n'avait pas réussi parce que la matière avait été prise dans son état de purulence, et il avança que le virus du cheval n'avait la propriété de se communiquer et de se reproduire, que lorsqu'il est encore fluide, transparent, et que lorsqu'au commencement du javart il suinte au travers des fentes du sabot. Les expériences du docteur Woodwille faites sans succès avec le pus du cheval pris dans toutes les périodes de la maladie, prouvent que l'opinion du docteur Jenner n'avait pas de fondement : cela dégage cette nouvelle petite vérole d'une origine qui jetait sur elle une espèce de défaveur, en ce qu'elle lui donnait une tournure vraiment romanesque; cela fait tomber en même tems une objection importante, que le docteur Odier avait faite contre la possibilité d'appliquer ce nouveau virus, et d'en tirer les avantages que M. Jenner en attendait.

On avait essayé d'inoculer la vaccine, en appliquant immédiatement au corps humain la matière de l'ulcère du javart. On avait fait quelques expériences semblables; les personnes au bras des quelles on avait inséré ce pus, avaient éprouvé quelque mal-aise, elles avaient même eu de la fièvre; et quoiqu'il ne se fût pas formé de tumeur à la place de l'inoculation, la plaie avait cependant été vivement enflammée; et le docteur Jenner n'eût pas manqué de croire que ces personnes avaient réellement eu la petite vérole des vaches, si ensuite, lorsqu'on leur inocula la petite vérole, elles ne l'avaient pas prise. Mais il se trouva que l'insertion du pus du javart, et les effets qui en avaieut été la suite, n'étaient point un préservatif de la contagion variolique. On en conclut que ce pus ne possédait cette propriété bienfaisante, que lorsqu'il avait subi dans le pis de la vache la modification nécessaire, et que l'élaboration de ce même pus qui avait lieu dans le corps hunain, ne lui donnait qu'imparfaitement la propriété de préserver de la petite vérole. Cela paraissait fort extraordinaire;

car le pus des chevaux, après avoir passé dans le pis de la vache, n'est plus susceptible d'aucune modification particulière. Le docteur Odier demandait donc avec raison, qu'on répétât les expériences de M. Jenner, et qu'il fût constaté que réellement cette élaboration n'a lieu ni dans le corps de l'homme ni dans le corps d'un autre animal : à son avis cette circonstance jetait un louche très-fâcheux sur cette découverte intéressante; et il n'en augurait une vraie utilité, que lorsqu'on aurait décidé ce point. Voilà la question heureusement terminée. Si l'inoculation du pus des ulcères des chevaux attaqués du javart, ne garantit pas l'homme, ainsi que la vaccine, de la contagion variolique, c'est qu'il n'y a aucun rapport quelconque entre cette maladie des chevaux et celle de la vache; sur cet article-là le docteur Jenner avait été induit en erreur, précisément par l'extrême sagacité de son esprit, et sa promptitude à saisir et à observer toutes les circonstances qui accompagnent un phénomène.

La petite vérole des vaches est donc une maladie particulière à ces animaux; ses caractères sont toujours les mêmes; elle n'éprouve point de modifications, c'est-à-dire, que la matière qui la produit, est toujours omogène, soit qu'elle ait été reproduite dans le corps de l'homme, soit qu'elle l'ait été dans celui de la vache. Le virus ne change pas de nature, ses effets seulement peuvent être atténués par l'inoculation, comme le sont ceux du virus variolique, par suite du même procédé : enfin, j'ajouterai que dans tous les cas observés jusqu'à présent, on n'a jamais vu que la vaccine ait été suivie de quelque maladie particulière, ou qu'elle ait produit quelque affection morbifique, autre que celle que nous avons décrite. Les médecins pourront par conséquent porter toute leur attention dans l'étude des effets de ce nouveau venin. Connaître d'une manière précise quels sont les symptômes qui constateront qu'il a agi sur l'homme ; déterminer quel mode d'inoculation sera le plus favorable, et comparer la mortalité qui accompagne cette nouvelle petite vérole, avec la mortalité causée par l'ancienne : voilà quel sera le but des recherches ultérieures.

Il eût été intéressant de pouvoir nous-mêmes juger par des faits du degré de croyance qu'on doit ajouter à tout ce que les Anglais ont avancé : j'espérais pouvoir joindre au journal de M. Woodwille, celui d'expériences faites à Paris ; mais mon attente a été déçue ; les inoculations faites ici avec le virus de la vaccine n'ont pas réussi. Ayant reçu avec l'ouvrage du docteur Woodwille, un linge imprégné du pus d'un des malades inoculés et soignés par ce médecin, je proposai au professeur Pinel de faire un essai sur quelques-uns des enfans nourris à la Salpêtrière. Le zèle qui anime ce savant praticien, toutes les fois qu'il s'agit de travailler au bien de l'humanité, eût sans doute suffi pour l'engager à saisir l'occasion d'approfondir lui-même une découverte qui promet aux hommes de si grands avantages ; mais il le fit d'autant plus volontiers, qu'il avait été chargé d'abord par la Société de Médecine, de faire un rapport sur cette nouvelle maladie ; et quelque tems après il avait été joint à la commission nommée dans le même but par l'Institut National.

En conséquence, on choisit parmi les enfans trouvés, trois de ceux qui n'avaient pas eu la petite vérole, et on les inocula avec le pus de la vaccine, en appliquant le linge qui en était imprégné, à une place de leurs bras qu'on avait dépouillée de l'épiderme, au moyen d'un petit vésicatoire. La matière dont on se servit, avait été prise, le 20 prairial an 7, sur le bras d'un des enfans attaqués alors de la vaccine, dans l'hôpital du docteur Woodwille; il avait été fourni par le premier bouton : circonstance qui, comme nous l'avons dit, doit influer sur la virulence du venin, et rendre la maladie plus bénigne.

Ier CAS.

P. H. Guidon, âgé de quatre ans, d'une constitution robuste, cheveux et sourcils châtains, peau brune; il avait eu pendant deux mois, mal à la bouche, mais alors il en était presqu'entièrement guéri : après avoir appliqué, la veille, le vésicatoire au bras, le 29 thermidor on inséra le pus de la vaccine. 30 thermidor, l'enfant a éprouvé quelque mal-aise; la nuit a été agitée; il y a une légère irritation à la place de l'inoculation. 1er fructidor, l'irritation paraît avoir cessé, l'enfant se porte bien; depuis lors, il n'a pas eu d'autre incommodité. Le septième jour après cette première inoculation on en pratiqua une seconde à l'autre bras, en y appliquant de la même manière un morceau du linge imprégné du virus de la vaccine : cette seconde opération n'a pas produit plus d'effet que la première ; il n'y a eu ni indisposition générale, ni aucun symptôme local.

IIe CAS.

S. F. Bucher, agé de trois ans, cheveux blonds, peau fine et blanche ; il avait été inoculé le 7 thermidor avec du pus variolique ; il n'y eut à la suite de cette inoculation, qu'un peu d'irritation aux piqûres, et cela pendant deux jours : il y avait eu aussi un peu de fièvre le 7, le 8 et le 9 du même mois. Avait-il eu auparavant la petite vérole? On avait lieu de ne pas le croire; mais quoqu'il en fût, comme la petite vérole n'ôte pas à celui qui l'a eue la faculté d'être affecté par la vaccine, on lui inocula la matière de la petite vérole des vaches, de la même manière qu'au malade précédent : elle ne produisit aucune espèce d'irritation au bras, et l'enfant n'éprouva ni mal-aise ni aucune indisposition quelconque. Le sixième jour après cette inoculation, on appliqua le même pus à l'autre bras; le quatrième jour il parut une légère inflammation, qui dura deux jours; il se forma au-dessus de la plaie une petite croûte ordinaire, qui n'avait point été précédée par une ampoule : l'enfant d'ailleurs n'eut, ainsi que la première fois, ni douleur ni fièvre.

IIe CAS.

Aimée Pelletier, âgée de sept ans, d'une constitution délicate, peau blanche et fine, cheveux et sourcils blonds; elle avait été atteinte d'une légère affection scorbutique aux gencives, et quelques jours auparavant, elle avait eu quelques accès de fièvre, elle jouissait à cette époque d'une bonne santé. Le 30 thermidor, on lui inocula la vaccine de la même manière que celle qu'on avait suivie dans les deux cas précédens. 3e jour, on vit un petit bouton au-dessus de la place où le pus avait été inséré; mais il disparut le lendemain; il est très-douteux qu'il ait été produit par l'inoculation; car seulement, le jour suivant, le 3 fructidor, il se manifesta quelqu'irritation autour de la plaie; cette rougeur s'évanouit le 4. Le 6 fructidor, on l'inocula une seconde fois sans obtenir plus d'effet.

Ces inoculations n'ont-elles pas réussi, parce que le pus s'était évaporé? Celui-ci avait-il perdu la propriété de se reproduire, parce qu'il avait été gardé trop long-tems; ou la matière dont on avait imprégné le linge, n'avait-elle jamais eu la faculté de propager la vaccine? Le médecin qui me l'avait envoyée, me marquait que les boutons auxquels on l'avait prise, ne contenaient qu'un fluide extrêmement limpide, et il ajoutait que les pustules des derniers inoculés à Londres, ne suppuraient point et se couvraient d'une croûte, dès qu'elles avaient été un peu enflées par ce fluide qu'on avait peine à saisir. Il serait difficile de décider cette question : serait-ce peut-être qu'il faille, pour conserver le pus de la vaccine, le mettre sur quelque corps qui ne puisse pas s'en imprégner?

A Vienne, le docteur Decarro a inoculé ses enfans avec de la matière qui était également venue de Londres : d'autres personnes ont été ensuite inoculées en Autriche avec le pus des boutons de ces enfans ; et la matière de ces mêmes boutons, envoyée à Genève, n'y a produit aucun effet. Le docteur Odier a tenté avec elle l'inoculation de la vaccine, à plusieurs reprises et sans succès; cependant il a varié son opération : il a employé d'abord la lancette avec pus, ensuite le fil imprégné sans vésicatoire, enfin le fil après vésicatoire; il n'a pas réussi. Ces tentatives inutiles ne serviront, je crois, qu'à exciter la curiosité : ce fait concourt, avec les autres, à montrer que cette matière diffère essentiellement de la matière variolique, et qu'elle est loin d'avoir son activité funeste. Les gens de l'art devenus attentifs, ne tarderont pas à chercher dans les campagnes de la France, cette maladie extraordinaire; et si elle procure les avantages qu'on en attend, les hommes habiles nommés pour en décider, s'empresseront de publier le résultat de leurs recherches. Il sera important de comparer les effets du pus qu'on tirera des vaches de ce pays, avec les effets du virus pris sur les inoculés du docteur Woodwille : j'espère en avoir incessamment, et j'ai demandé qu'on l'envoyât sur verre. Cette comparaison pourra seule nous mettre à même de porter sur cette découverte un jugement décisif : jusque là, il faudra nous borner à souhaiter que ce qu'on en a dit, soit vrai.

Nota. L'ouvrage du docteur Woodwille a paru à Londres, le 16 mai 1799 (27 floréal an 7).

RAPPORT

SUR LE COWPOX

OU

LA PETITE VÉROLE DES VACHES

ET L'INOCULATION DE CETTE MALADIE,

Considérée comme pouvant être substituée à la petite vérole.

L'ÉTÉ dernier le docteur Jenner présenta au public plusieurs faits curieux et intéressans, sur une maladie connue, chez les fermiers du pays, sous le nom de Cowpox, ou petite vérole des vaches. Le plus important des ces faits était celui-ci : Les personnes qui avaient eu cette maladie devenaient aussi inaccessibles à la contagion variolique, que si elles avaient eu la petite vérole.

Quelque extraordinaire que pût paraître cette assertion, elle était appuyée par de nombreuses expériences faites sous les yeux du docteur Jenner, et elle fut ensuite confirmée par le témoignage du docteur Pearson, qui, animé du même zèle philantropique, approfondit avec sagacité les recherches du docteur Jenner, et rassembla de nouveaux faits.

M. Jenner, demeurant dans le Gloucester-shire, avait de fréquentes occasions d'observer la petite vérole des vaches : il supposa que la matière de cette maladie provenait du javart des chevaux. Je rapporterai la manière dont il a expliqué une origine aussi singulière.

On a, dit-il, dans les fermes de ce pays, un grand nombre de vaches; le soin de les traire est indistinctement confié à des domestiques mâles ou femelles ; si l'un de ces premiers est chargé de panser le sabot d'un cheval attaqué du javart, il néglige, comme ces gens font, des détails de propreté, et s'en va quelquefois traire les vaches, sans avoir bien ôté de ses mains et de ses doigts le pus de l'ulcère qu'il vient de nétoyer. Lorsque cela a lieu, on voit ordinairement les vaches prendre une maladie qui se communique aux filles employées dans la ferme, et se répand dans la maison, jusqu'à ce qu'un grand nombre des bêtes à cornes et des domestiques en éprouve les effets désagréables. Cette maladie a reçu le nom de Cowpox ou Vaccine; elle se montre d'abord aux pis des vaches, sous la forme de pustules irrégulières; au premier moment de leur apparition, celles-ci sont communément d'un bleu pâle, ou plutôt elles ont une teinte livide, et elles sont entourées d'une inflammation érysipélateuse.

Ces pustules, si l'on n'y apporte pas remède à tems, dégénèrent fréquemment en ulcères phagédéniques. Les animaux tombent malades, la secrétion du lait est fortement diminuée; alors on commence à voir paraître des taches enflammées sur les différentes parties des mains des domestiques employés à traire les vaches, quelquefois même sur leurs bras. Ces taches entrent en suppuration, prenant d'abord l'aspect d'ampoules produites par une brûlure. Le plus souvent elles paraissent dans les jointures et aux extrémités des doigts; mais quelle que soit la partie affectée, si la place le permet, ces suppurations superficielles prennent une forme circulaire, les bords en sont plus élevés que le centre, et d'une couleur à-peu-près bleue; dès que l'absorption a lieu, il y a enflure aux deux aisselles. Tout le système est affecté, le pouls agité, des frissons avec une lassitude générale, des douleurs dans les reins et dans les extrémités, enfin des vomissemens; la tête est douloureuse, le malade même a de tems en tems un peu de délire. Ces symptômes varient pour le degré de violence, et durent en général depuis un jusqu'à quatre jours, laissant après leur disparition, des ulcères sur les mains du malade. Ces ulcères, vu la sensibilité de cette partie, sont très-incommodes, guérissent d'ordinaire lentement, et souvent deviennent phagédéniques comme ceux qui les ont produits. C'est ainsi que cette maladie passe du cheval à la vache, et de celle-ci au corps humain.

Comme la vaccine n'a jamais eu de suites facheuses, lors même qu'elle avait été inoculée dans les circonstances les plus défavorables; et comme cette maladie paraît, d'après plusieurs expériences et observations, mettre le corps absolument à l'abri de la contagion de la petite vérole, le docteur Jenner en conclut qu'il serait avantageux, dans l'inoculation, de substituer la matière de la vaccine à celle de la petite vérole. Je remarquerai qu'il cite, en faveur de son opinion, l'exemple de sept ou huit personnes, qu'il avait successivement inoculées avec ce nouvel antidote du venin variolique.

Ayant lu l'ouvrage de M. Jenner, j'avoue que je fus extrêmement impatient d'observer moi-même les effets de l'inoculation de cette maladie singulière. La chose pouvant se faire, non-seulement sans danger, mais promettant encore de grands avantages, je crus que, dans la place que j'occupe à l'Hôpital d'Inoculation, mon devoir m'imposait, pour le bien public, de saisir la première occasion de mettre à exécution le plan de ces expériences.

Malheureusement au moment où les observations du docteur Jenner parurent, je ne pus pas me procurer du pus de la vaccine, parce que la maladie venait de finir; et l'on ne pouvait l'avoir qu'au printems, saison pendant laquelle elle règne ordinairement parmi les vaches : mais argumentant d'après l'opinion du docteur Jenner, je crus pouvoir me procurer cette maladie, en inoculant une vache avec le pus du javart des chevaux. L'espoir de se procurer ainsi la vaccine fut déçu. Je fis plusieurs expériences sur différentes vaches, appliquant aux pis de leurs mamelles le pus produit par le javart, pris dans toutes les périodes de cette maladie : cette inoculation ne produisit jamais aucun effet : mon ami, M. Coleman, professeur à l'école vétérinaire, varia les mêmes expériences sans obtenir plus de succès. Toute inoculation faite avec le pus du javart, ou avec une autre sécrétion morbifique du cheval, n'a jamais produit aucun effet sur le corps humain.

Je prévois que les expériences que je viens de citer, pourront ne pas paraître à tout le monde absolument concluantes. On pourra m'objecter que la prédisposition particulière, que la vache doit avoir pour prendre la maladie, n'existait pas lorsqu'on appliqua sur ses mamelles la matière prise au sabot du cheval. Cela pourrait avoir été; mais plusieurs raisons me portent à croire que la vaccine ne doit pas son origine à la maladie des chevaux. D'abord, l'opinion du docteur Jenner là-dessus est, de son propre aveu, entièrement gratuite; elle est uniquement fondée sur la coincidence des deux maladies; parce que les vaches tombent malades peu de tems après que le javart s'est déclaré parmi les chevaux, on a conclu que l'un de ces maux étoit la cause, et l'autre l'effet. Mais n'est-il pas tout aussi probable, que les causes provenant par exemple de l'atmosphère, qui font naître une épidémie chez une espèce d'animaux, peuvent également agir sur des animaux d'une autre espèce, et développer chez eux une maladie d'un autre genre. En sorte que, quoique dans la même ferme la vaccine se déclare parmi les vaches, à la même époque à laquelle le javart attaque les chevaux; on ne doit pas, de la succession de ces maladies, en conclure qu'elles aient une commune origine. D'ailleurs, je pourrais citer des cas où la vaccine parut dans des circonstances telles, qu'il est très-improbable et même impossible, qu'elle fût produite par le javart. On n'a qu'à consulter les expériences de M. Simmons, et les recherches du docteur Pearson.

Mais quoique le docteur Jenner paraisse s'être trompé, quant à l'origine de la vaccine, les faits et les observations qu'il avoit publiés n'en étaient pas moins vrais et importans; les effets de ce pus sur le corps humain, n'en étaient pas moins d'un intérêt majeur; et j'étais toujours aussi impatient de voir, si des expériences beaucoup plus nombreuses que celles que le docteur Jenner avait pu faire, confirmeraient ou détruiraient les assertions extraordinaires qu'il avait avancées. Vers la fin de Janvier, j'appris que la vaccine avait paru parmi les vaches à lait de l'hôtellerie de Gray. En les examinant avec attention, on avait découvert des ulcères avec forme de pustules sur les pis et les mamelles de trois ou quatre. Ces pustules, quant à l'aspect, étaient absolument semblables à celles que le docteur Jenner a décrites et fait graver comme étant les boutons de la véritable vaccine. Cependant je ne donnerai pas le nom d'érysipélateuse à l'inflammation qui les environnait; il y avait évidemment élévation de la peau avec dureté; le nombre des vaches de la laiterie ci-dessus mentionnée était de deux cents, dont cinquante-quatre furent attaquées de la maladie : celles qui n'avaient pas de lait échappèrent à la contagion. Trois ou quatre personnes employées à traire ces vaches, commencèrent à se trouver indisposées : l'une d'elles surtout (Sara Rice) eut si exactement tous les symptômes de la maladie, que je ne pus en aucune manière douter que ce ne fût la véritable vaccine.

Sachant que plusieurs personnes dont l'ouvrage de M. Jennert avait excité la curiosité, seraient charmées de voir la maladie telle qu'elle paraissait alors sur le bras de cette femme, je les fis inviter à se trouver le jour suivant à la laiterie : lord Somerville, M. Joseph Banks, M. V. Watson, les docteurs Simmons, Pearson et Willan, entre autres, vinrent examiner la malade, et furent témoins de l'inoculation que je fis. C'était alors le 24 de Janvier. Sara Rice était malade depuis cinq jours. L'aspect de la maladie était absolument tel que M. Jenner l'a représenté à la première planche de son livre. D'abord, elle aperçut une petite tumeur ou une ampoule circulaire, entre ses doigts : le jour suivant elle en découvrit trois autres ; savoir, l'une sur un doigt, l'autre sur le carpe, et la troisième sur l'avant-bras. Les deux premières n'augmentèrent pas en dimension, et ressemblaient parfaitement à la petite ampoule qu'on voit sur le doigt, dans la planche que j'ai citée ; le diamètre du bouton qui était au poignet était à-peu-près d'un quart de pouce ; celui du bras était un peu plus considérable ; l'un et l'autre étaient de forme circulaire ; leur centre était aussi élevé que le bord, et ce bord était d'un rouge inflammatoire. La pellicule de ces deux tumeurs, mais surtout celle de la plus grande, avait alors pris une couleur bleue, qui était plus foncée dans le milieu : cette teinte bleuâtre avait paru pendant les dernières vingt-quatre heures : aussi longtems que cette couleur avait été à peine visible, le fluide contenu dans la vésicule avait été limpide, alors il paraissait être brun. Cette fille éprouvait dans ce moment-là des douleurs aux aisselles ; j'ai su dans la suite que ce symptôme avait été suivi de maux de tête, mais assez légers; aucun de ces boutons n'était douloureux, ils s'ouvrirent successivement sans produire d'ulcération. Sara Rice avait eu la petite vérole dans son enfance. La seule raison qui fit qu'elle fut plus aisément affectée de la maladie, que ses camarades, était que ses bras et ses mains se trouvaient plus rouges, plus enflés, et plus disposés à se gerçer que ceux des autres femmes attachées au même emploi; cependant je n'aperçus point que l'épiderme fût enlevée aux endroits de la peau, qui avaient été infectés par le virus de la vaccine.

Mais avant de parler des inoculations faites avec la matière de la petite vérole des vaches, je crois qu'il est convenable de rappeler et de déterminer les effets topiques de l'inoculation de la petite vérole ordinaire. Cette comparaison fera qu'on suivra mieux les progrès et la marche de ces deux espèces d'inoculation.

Lorsque l'inoculation ordinaire réussit, une très-petite particule du virus variolique, appliquée sur la peau au moyen d'une incision superficielle, produit communément au bout de trois ou quatre jours, quelquefois plutôt, une légère élévation dans la partie où l'on a introduit le virus. Cette élévation est sensible au toucher, et elle est accompagnée d'une tache qu'on distingue à la vue. Dès ce moment, cette rougeur ou cette aréole s'étend en rond, plus ou moins rapidement, selon la constitution du malade. Le premier effet de cette inflammation superficielle, est la formation d'une vésicule sur son centre, laquelle paraît entre le quatrième et le septième jour, à dater du moment de l'inoculation.

En général, l'étendue de cette vésicule est en rapport direct avec l'intensité de l'inflammation; elle contient une matière liquide et limpide, dont l'absorption produit la petite vérole. Cette vésicule crève bientôt, le centre s'affaisse, et prend souvent une teinte très-foncée. Ces apparences, ainsi que l'inflammation marginale, vont en augmentant, jusqu'à ce que les symptômes de l'éruption diminuent; alors les bords qui environnent le centre qui s'est affaissé, commencent à s'enfler, ils se remplissent d'un fluide purulent, et l'inflammation se dissipe par degrés.

Ainsi il paraît que le pus variolique, inséré dans la plaie, semblable en cela à d'autres matières morbifiques, n'a pas la propriété d'être absorbé sur le champ, mais que logé dans la peau, il y excite un procédé inflammatoire, qui crée la nouvelle matière qui produit vraiment la maladie. Il semblerait que, selon la différence des sujets inoculés, ce procédé doive acquérir une plus ou moins grande étendue, avant que la matière réellement morbifique entre dans les vaisseaux absorbans. Cela dépend sans doute du plus ou moins d'aptitude que ces mêmes vaisseaux ont à la recevoir. C'est pour cela que l'inflammation locale, dans quelques cas, est considérablement avancée avant que le système soit affecté; dans d'autres, elle paraît avoir à peine fait quelques progrès, que déjà les symptômes de l'éruption surviennent. En sorte que, quoique le huitième jour après l'inoculation, soit la période ordinaire à laquelle le malade se sent indisposé, il arrive fréquemment que cette époque est avancée ou retardée. On retrouvera la même chose dans la marche de la petite vérole des vaches.

Lundi, 21 janvier 1799, je pris du pis d'une vache la matière de la vaccine dans son état purulent : j'en inoculai immédiatement sept personnes, en faisant à chacune une seule piqûre au bras, ou plutôt en égratignant la peau avec la pointe d'une lancette, jusqu'à ce que l'instrument fut teint d'un peu de sang.

Ier CAS.

Marie Payne, un enfant de deux ans et demi, d'une constitution forte et robuste. 3e jour, la partie inoculée est un peu élevée, et légérement enflammée. 6e jour, la tumeur locale s'étend environ jusques à un tiers de pouce en diamètre, sa forme est presque circulaire, ses bords sont plus élevés que le centre, l'inflammation environnante n'est pas plus forte que celle qui a lieu dans la petite vérole ordinaire; la vésicule du milieu de la tumeur est très-large, et remplie d'une matière fluide et limpide. Je pris un peu de cette matière sur la pointe d'une lancette, et j'inoculai avec elle une autre personne, Jean Talley. L'enfant se sentait pesant, il était assoupi, son pouls était plus vîte que de coutume; il n'a point voulu prendre de nourriture, et a été fort altéré depuis hier. 8e jour, l'aréole qui entourait la tumeur semble disparaître; la soif et les autres symptômes fébriles ont beaucoup diminué; cependant l'enfant est toujours languissant, et en général indisposé; 11e jour, il est parfaitement délivré de tout mal-aise : la partie inoculée se couvre d'une croûte, mais elle est sur les bords dure et tuméfiée, et d'un rouge clair : on l'a inoculé aujourd'hui avec le virus variolique. 15e jour, l'enfant n'est point incommodé ; l'inoculation faite avec le venin variolique, produisit une inflammation locale considérable, qui disparut par degrés aprés le cinquième jour, sans autres symptômes.

IIe CAS.

Elisabeth Payne, âgée de quatre mois, maigre, faible, et d'une constitution appauvrie. Les progrès de l'infection ont été chez cet enfant les mêmes que chez sa sœur, dont nous venons de parler, du moins pour ce qui concerne les symptômes que nous avons observés au bras : mais la vésicule nous a paru s'étendre d'avantage, et l'aréole être moins grande. Le sixième jour après l'inoculation, la mère de l'enfant vint me dire qu'il avait été très-mal dans la nuit; qu'il avait eu des convulsions intérieures, et qu'il avait vomi deux ou trois fois. Je fus le voir; la chaleur de la peau, la fréquence de son pouls, indiquaient en effet un degré de fièvre assez marqué. 8e jour, j'ai appris que cet état de fièvre avait duré, avec plus ou moins de violence, jusqu'au matin de ce même jour, et qu'encore à présent il n'avait pas entièrement fini : je jugeai, à l'inspection de la plaie, qu'elle n'avait pas encore tout-à-fait cessé d'exciter un dérangement dans le système général. 11e jour, la rougeur de la tumeur diminue, et l'aspect de la plaie est comme dans l'inoculation de la matière variolique, lorsque l'éruption est terminée, et que les boutons mûrissent bien. La mère de l'enfant le trouvait aussi bien portant que de coutume : je l'inoculai ce jour-là avec le virus variolique. 13e jour, l'enfant ne paraît nullement indisposé; la rougeur de la plaie s'est évanouie, il se forme une croûte: la seconde inoculation ne produisit aucun effet. 15e jour, l'enfant est très-bien, mais la mère dit qu'il a eu hier des convulsions intérieures, et qu'ensuite il fut très-mal pendant deux heures : cependant on ne peut pas attribuer cet accident à l'inoculation, car la place où la matière de la vaccine a été appliquée, est couverte d'une croûte parfaitement sèche, et n'est plus du tout enflammée : d'un autre côté, le pus de la matière variolique n'a, comme je l'ai dit, produit aucune rougeur quelconque. On porta ce jour-là l'enfant chez un homme qui avait la petite vérole naturelle, et pour s'assurer qu'il était à l'abri de la contagion, on lui fit toucher et embrasser ce malade : sa sœur, Marie

Payne, fut exposée à la même épreuve; ni l'une ni l'autre n'ont pris la petite vérole.

IIe CAS.

Thomas Buckland, un enfant très-robuste, âgé de quatre mois. La marche des symptômes fut sur le bras de cet enfant plus régulière, et quant à son aspect plus analogue à la marche de la petite vérole inoculée, que ne l'avait été l'inoculation de Marie Payne : l'ampoule se forma dès le troisième jour; l'aréole ne prit point une apparence phlegmoneuse, et ne fut pas accompagnée d'induration dans les tégumens. 7e jour, vers le soir, l'enfant fut inquiet, il avait de la fièvre, et l'on vit autour de la plaie deux boutons absolument semblables à ceux de la petite vérole. Le jour suivant, l'enfant continua à être indisposé, l'inflammation cutanée avait cet aspect particulier d'irritation, qu'on observe dans le cours de l'inoculation ordinaire, au moment où les symptômes de l'éruption paraissent. 10e jour, la suppuration s'est étendue davantage, et l'aréole qui l'environnait a presque disparu, laissant le bord extérieur plus marqué que le bord intérieur : circonstance qui dans l'inoculation est d'un présage heureux.

Les deux pustules du bras avaient fait des progrès, et l'on en voyait plusieurs autres sur différentes parties du corps; ses pieds et les chevilles de ses pieds étaient couverts de taches, comme s'il avait eu la fiévre scarlatine. Il a encore de la fièvre, et sa mère dit qu'il a vomi pendant la nuit. 11e jour, il n'y a plus de douleur ni d'irritation au bras, et la fièvre a cessé; on voit à présent sur la surface du corps, neuf pustules un peu plus petites que celles de la petite vérole: l'une d'elles m'a fourni une matière ichoreuse, avec laquelle j'ai inoculé Sara Price. 13e jour, hier il a encore eu de la fièvre, et il n'en est pas encore entièrement délivré aujourd'hui; il n'a point paru de nouvelles pustules; la partie inoculée n'est plus enflammée, la matière qu'elle contenait commence à sécher. 15e jour, le malade est entièrement rétabli; en tout, il a eu vingt-quatre pustules, dont quelques-unes ont mûri à leur sommité, mais la plupart a disparu sans entrer en suppuration. Il fut ce jour-là exposé, comme les deux Payne, aux effluves de la petite vérole, et n'en fut pas plus atteint qu'eux.

IVe CAS.

Richard Payne, âgé de dix ans, jouissant d'une brillante santé. La place inoculée ne s'éleva, ni ne s'enflamma d'une manière sensible, jusqu'au quatrième jour. 7e jour, la tumeur s'est considérablement étendue, et la vésicule est très-apparente; l'enfant éprouve dans cette partie une démangeaison très-forte; le jour suivant, il s'est plaint de douleurs dans les aisselles, qui ont duré quarante-huit heures. 10e jour, le centre de la tumeur s'est affaissé, ses bords sont élevés, et d'un rouge inflammatoire très-foncé. Le centre de la tumeur est devenu peu après brun, du moins à l'extérieur, et peu de jours après il s'est formé une croûte épaisse; il n'y a point eu d'ulcération, quoique pendant plusieurs jours la partie soit restée tuméfiée, dure et rouge. 15e jour, cinq pustules ont paru, elles étaient semblables à celles de Buckland; l'enfant dont nous parlons a été pendant le cours de la maladie inoculé deux fois avec le virus variolique; il vécut aussi dans le même tems avec des enfans qui avaient la petite vérole, et ne la prit point; le seul mal qu'il éprouva de l'inoculation de la vaccine, fut la douleur qu'il ressentit à l'aisselle.

Ve CAS.

Mathieu Redding, âgé de seize ans. 3e jour, l'application du pus de la vaccine n'a produit à l'endroit où il a été introduit, ni inflammation, ni dureté; cela m'engagea à inoculer cet enfant avec le virus variolique, deux doigts au-dessus de la place où j'avais fait l'inoculation de la vaccine : le jour suivant on put découvrir un peu de rougeur autour de la première plaie : depuis ce moment les deux inoculations ont marché régulièrement, quoique lentement, en sorte qu'au septième jour les deux plaies paraissaient être également enflammées; l'étendue de cette inflammation ne dépassait pas un pouce en diamètre. 8e jour, le malade éprouve des douleurs aux aisselles. Les deux tumeurs approchent de l'état de suppuration; elles ont la même figure et le même degré d'efflorescence. 11e jour, il se plaint de douleurs à la tête; la teinte rouge s'étend toujours en forme circulaire, et embrasse actuellement les deux tumeurs. 13e jour, il y a plus de tension et de douleur dans la tumeur variolique, que dans l'autre; mais cette dernière s'élève davantage. 15e jour, les deux tumeurs commencent à sécher, le malade n'éprouve plus aucune incommodité; ce jeune homme, pendant tout le cours de l'infection, ne s'est plaint que de douleurs aux aisselles, et d'un léger mal à la tête, encore ce dernier fut-il de courte durée. Cependant au dix-septième jour, quatre petites pustules parurent, une sur le nez, une sur la cuisse, et deux sur la tête; aucune d'elles ne suppura; ce cas-ci fut en tout semblable à celui de Richard Payne, qui n'eut aussi de boutons que lorsque la plaie du bras se couvrit d'une croûte.

VIe CAS.

Jeanne Collingridge, fille de dix-sept ans, pleine de vigueur, et d'une parfaite santé. 3e jour, la partie inoculée commence à s'élever et à s'enflammer. 5e jour, elle est déjà surmontée d'une vésicule, et elle démange. Je l'inoculai ce jour-là avec le virus variolique, au bras droit; l'inoculation de la vaccine avait été faite au bras gauche. 8e jour, la tumeur a augmenté de volume dans toutes ses dimensions; sa figure est circulaire, elle est d'une teinte de citron; la malade commence à se plaindre de raideur dans le bras, et de douleurs dans l'aisselle : la piqûre du bras droit commence à s'élever et à s'enflammer. 11e jour, la malade a mal à la tête et aux reins; la tumeur produite par le pus de la vaccine, est plus enflammée sur les bords, et ceux-ci sont couverts de pustules petites et confluentes; la tumeur variolique est aussi parvenue à l'état de vésicule; la malade m'a dit que pendant la nuit elle avait souffert des deux aisselles. 12e jour, elle continue à être indisposée, la tumeur est entourée d'une efflorescence assez considérable; la tumeur variolique est d'un rouge plus foncé. 13e jour, la tumeur de la vaccine diminue et se change en croûte, celle de la petite vérole est encore efflorescente; le mal de la tête continue ainsi que la douleur de l'aisselle droite; il sort un grand nombre de pustules. 15e jour, il y a une grande quantité de petits boutons autour des bords de la tumeur variolique, le visage, le tronc et les extrémités du corps sont couverts de pustules. 17e jour, la croûte de la tumeur de la vaccine est entièrement formée, cependant on peut encore apercevoir sous ses bords une matière fluide; la tumeur variolique est à sa période de suppuration, la malade se plaint de douleurs à la gorge; à présent le nombre de pustules va de cent à deux cents, elles ne diffèrent pas de celles d'une petite vérole bénigne. Depuis ce moment les deux plaies se sont fermées par degrés insensibles, et les boutons ont séché dans le tems ordinaire.

VIIe CAS.

Anne Pinck, âgée de quinze ans, grande, pâle, et d'un tempérament bilieux; après avoir été inoculée avec le pus de la vaccine, elle fut, ainsi que Collingridge, inoculée au cinquième jour avec le virus variolique, et les deux tumeurs arrivèrent à leur maturation, comme dans le cas précédent, mais plus lentement; l'une et l'autre n'eurent de croûte qu'au dix-septième jour, et elles se ressemblaient si fort, qu'il n'était pas aisé de les distinguer. Le cinquième jour après, je les inoculai avec de la matière variolique. Cette malade-ci n'eut point de douleur dans les aisselles, elle ne se plaignit de rien durant tout le cours de l'infection, et elle n'eut aucun bouton. Les autres sujets que j'inoculai ensuite avec le pus de la vaccine, furent, W. Harris, M. Bunker et S. Crouch.

VIIIe CAS.

G. Harris, âgé de 21 ans, d'une taille élevée et déliée, et d'une constitution délicate; il fut inoculé, le 24 Janvier, avec le pus pris du bras de Sara Rice, qui, comme nous l'avons dit, avait été infectée de la maladie, en trayant les vaches. 3e jour, la partie inoculée est visiblement enflée et élevée. 5e jour, la vésicule commence à se former; le malade éprouve quelque démangeaison à la place de l'inoculation. 9e jour, la tumeur de la première inoculation présente un bord proéminent et calleux; il y a très-peu de rougeur, la tumeur est déprimée à son centre, et contient un liquide limpide; les aisselles sont sensibles; la tumeur causée par l'inoculation du pus variolique, est fort enflammée; la vésicule est considérable, et la démangeaison est plus forte qu'à l'autre bras; le jour suivant, l'aisselle du côté où le pus variolique a été inséré, est aussi douloureuse que l'autre. 12e jour, la rougeur qui entourait la tumeur causée par la vaccine, a disparu; celle de la petite vérole s'étend encore; ses bords ont une figure irrégulière. 14e jour, il sort quelques boutons, la tumeur de la vaccine est sèche au milieu, ses bords sont d'une teinte bleuâtre, et pleins d'une matière ichoreuse; la tumeur variolique est très-enflammée, ses bords sont couverts de boutons confluens, le centre est affaissé et d'une couleur foncée. 19e jour, la tumeur de la vaccine est couverte d'une croûte sèche, la surface en est unie, douce au toucher, et de couleur de bois de Mahagoni; la tumeur variolique est en suppuration, ses bords sont entourés d'une inflammation passablement étendue; le malade a en tout trois cents boutons qui mûrissent tous; depuis ce moment, les suites de l'inoculation disparaissent successivement; le malade ne s'est plaint d'aucun mal de tête, ni d'aucun autre symptôme fébrile, pendant tout le cours de la maladie.

IXe CAS.

G. Bunker, jeune homme de quinze ans, fort et vigoureux; il a été inoculé au bras gauche avec le même pus, et le même jour que G. Harris. 3e jour, la place de l'inoculation est rouge et élevée. 5e jour, l'inflammation a augmenté considérablement; ce jour-là on lui a inoculé la petite vérole au bras droit. 8e jour, la tumeur du bras gauche est depuis le sixième jour très-élevée, et l'ampoule est très-considérable : le malade éprouve des douleurs à la tête et aux aisselles; la pustule du bras droit fait des progrès très-lents. 10e jour, la douleur de la tête et celles des aisselles continuent. La tumeur du bras gauche commence à se couvrir à son centre d'une croûte; elle est entourée d'une rougeur passablement étendue; la tumeur du bras droit est environnée d'une efflorescence semblable; mais elle n'a que la moitié de la grandeur de l'autre; son centre est couvert d'une vésicule, ses bords sont parsemés de petits boutons; le mal de tête n'a pas entièrement disparu. 12e jour, la rougeur environnant la tumeur du bras gauche a disparu, à l'exception d'un cercle étroit qui en forme encore le contour extérieur. Le centre de la tumeur du bras droit est affaissé, et d'une couleur livide, les bords en sont durs et enflammés; il a paru sur la surface du corps deux ou trois boutons. 17e jour, la matière des deux tumeurs s'est absolument changée en une croûte sèche; il n'est pas sorti un plus grand nombre de boutons, un seul sur la hanche est parvenu à l'état de maturation. 20e jour, l'escarre est entièrement formée sur les deux tumeurs; celle du bras gauche est d'une teinte plus brune, et elle est plus unie que celle de l'autre bras.

Xe CAS.

S. Crouch, âgé de sept ans, a été inoculé le même jour que les deux sujets précédens, avec la matière prise sur le bras de la même fille; le cinquième jour il a été inoculé de la petite vérole. 5e jour, la place de l'inoculation est très-enflammée et très-élevée. 9e jour, la tumeur de la vaccine est fort avancée, la pellicule qui la couvre est remplie d'une matière ichoreuse ; l'inflammation environnante n'est pas considérable ; la piqûre variolique présente une tache rouge, étroite, qui commence à s'étendre; la tumeur de la vaccine est accompagnée d'une efflorescence qui s'étend sur la peau environnante, son centre commence à sécher ; la tumeur variolique est couverte d'une vésicule (1). 14e jour, la tumeur de la vaccine cause des douleurs à l'aisselle, son centre est déjà sec; la tumeur variolique présente une efflorescence, mais la moitié moins étendue que l'autre. Depuis ce moment, les deux tumeurs ont guéri insensiblement, il n'y a pas eu d'éruption, le malade n'a éprouvé aucune autre incommodité.

XIe et XIIe CAS.

Thomas Fox, âgé de vingt-cinq ans, et Jean Denis, âgé de vingt-trois ans, tous les deux robustes et accoutumés à des travaux rudes, et

---

(1) On aurait peut-être du conserver l'expression anglaise, *la tumeur est à l'état vésiculeux* : cette phrase dépeint mieux la chose.

pénibles, ont été inoculés le 22 janvier avec le pus de la petite vérole, le jour suivant avec celui de la vaccine pris du bras de Sara Rice. Ces deux personnes furent inoculées avec le premier pus, chacune par deux piqûres à la distance de deux pouces l'une de l'autre; le pus de la vaccine fut inséré par une seule piqûre, qu'on fit à un pouce des deux premières piqûres: les effets locaux de l'inoculation, et l'aspect de la plaie furent les mêmes chez ces deux malades. La tumeur de la vaccine parut avancer d'un pas égal avec celle de la petite vérole, et avait avec celle-ci une ressemblance extrême. Cependant, la première était plus élevée et plus circonscrite; en effet, au neuvième jour la tumeur variolique devint angulaire, et comme découpée, ce qu'on ne voyait pas dans l'autre : l'une et l'autre étaient couvertes sur leurs bords de petits boutons confluens; ceux de la vaccine guérirent les premiers, et se couvrirent d'une croûte douce au toucher. Denis eut la fièvre d'éruption le huitième jour, Fox ne l'eut que le dixième. Le premier eut plus de trois cents boutons, le second n'en eut qu'environ cent; ils ressemblaient tous aux boutons de la petite vérole.

XIIIe et XIVe CAS.

Jean Talley, âgé de qnatorze ans, et Thomas Brown, âgé de quinze ans, furent, le 25 janvier, inoculés au bras gauche avec du pus de la petite vérole, et le jour suivant je leur inoculai la vaccine au bras droit : la matière fut prise de Marie et d'Elisabeth Payne (voyez les cas Ier et IIe); le progrès des deux inoculations fut, chez ces deux enfans, parfaitement régulier et égal dans les différentes périodes de la maladie. Le septième jour les deux tumeurs étaient considérablement enflammées; elles formèrent une vésicule, et causèrent de la démangeaison : Brown aussi se plaignit de douleurs aux deux aisselles; mais Talley n'en éprouvait qu'au bras gauche, et ce ne fut que le jour suivant qu'il en ressentit aux deux bras : tous les deux avaient mal à la tête, et des douleurs dans les membres; cependant ces différentes affections étaient très-légères; et ils n'eurent pas d'antre indisposition. Le soir du douzième jour, Brown eut quelques boutons; ils ne parurent sur le corps de Talley qu'au quatorzième jour : le premier en eut environ trente, le dernier en eut seulement six; ils avaient évidemment l'apparence de boutons de la petite vérole ordinaire : dès le neuvième jour les tumeurs causées par le pus de la vaccine, furent plus élevées sur leurs bords, et moins affaissées à leur centre, que ne l'étaient celles de la petite vérole ; et la croûte qu'elles formèrent fut plus polie, et d'une couleur d'un brun plus foncé que celles de Fox et de Denis.

Le 30 janvier, on inocula G. Mundi, Elisabeth George, Sara Butcher, par deux piqûres avec du pus pris sur le bras de Collingridge (voyez cas VIe).

XVe CAS.

G. Mundi, âgé de vingt-cinq ans, homme robuste, et habitué à des travaux pénibles, fut inoculé, ainsi que je viens de le dire, par deux piqûres au bras gauche. L'infection locale fit des progrès rapides autour des deux piqûres ; l'inflammation et ses effets marchèrent si promptement, que dès le huitième jour le malade se plaignit d'une sensation pénible dans les aisselles, de douleurs à la tête et dans les membres ; elles durèrent pendant deux jours : les tumeurs étaient fort élevées, et leurs bords très-enflammés. 13e jour, elles sont entourées d'une rougeur très-étendue, qui ressemble à une ecchymose ; elles commencent à former une escarre au centre; les bords sont circulaires, bien circonscrits, et fort élevés. 14e jour, il paraît quelques boutons sur le cou et le dos du malade, mais ils disparaissent au bout de deux ou trois jours sans suppurer : on l'a inoculé aujourd'hui avec le pus variolique; cette inoculation n'a produit qu'un peu de rougeur qui n'a duré que deux ou trois jours.

XVIe CAS.

Elisabeth George, d'une constitution vigoureuse, âgée de vingt-cinq ans, a été inoculée de la même manière, le même jour, et avec le même pus que le malade précédent : les piqûres sont de couleur rose, mais l'inflammation a été très-légère jusqu'au sixième jour; alors la vésicule accoutumée a commencé à se former, et la malade a éprouvé des démangeaisons à la place de l'inoculation. 9e jour, point de douleur aux aisselles; la malade se plaint de maux de tête, et de douleurs dans les reins. 11e jour, les douleurs continuent; le pouls est agité; la pellicule qui couvre le milieu de la tumeur s'étend, le centre est rempli d'une humeur aqueuse, ses bords sont enflés et rouges. 13e jour, les mêmes symptômes continuent. 15e jour, ils diminuent; la malade ne se plaint de rien que de pesanteur à la tête; l'inflammation des bords de la tumeur a beaucoup diminué; la matière contenue dans le centre commence à sécher, quelques boutons paraissent au visage. 16e jour, la malade ne se plaint d'aucune affection douloureuse; il sort encore quelques boutons semblables aux premiers. Les tumeurs ont une figure circulaire, le centre en est aussi élevé que les bords, sa surface est unie, douce au toucher, et commence à devenir dure. 18e jour, l'éruption a continué, l'escarre se forme sur les tumeurs, la rougeur environnante a presque entièrement disparu. 20e jour, le visage est enflé; les boutons sont très-douloureux; ils suppurent, ils sont au nombre de cinq cent trente; deux placés dans la gorge, incommodent un peu la malade. 25e jour, les boutons sont parvenus à l'état de desquamation. On a, ce jour-là, inoculé la petite vérole, sans qu'elle ait produit aucun effet quelconque; les croûtes à la partie inoculée, ont eu leur poli ordinaire, et cette couleur brune qui est particulière à la petite vérole des vaches.

XVIIe CAS.

Sara Butcher, petite, mais jouissant d'une bonne santé, âgée de treize ans, a été inoculée avec le pus de la vaccine, comme je l'ai dit ci-dessus. 6e jour, les tumeurs sont fort élevées, l'inflammation est considérable; l'ampoule est entièrement formée, elle cause de la démangeaison. 9e jour, il y a une légère efflorescence autour des tumeurs, la rougeur est très-étendue au-delà des bords de la tumeur. 14e jour, la croûte se forme; il n'y a pas d'éruption, la malade a des douleurs dans les entrailles, et diarrhée. 16e jour, la malade n'éprouve plus de douleurs; le centre des tumeurs est recouvert d'une escarre; il y a encore de l'inflammation sur les bords : ce jour-là on inocula la petite vérole. 18e jour, la rougeur a disparu, ne laissant aucune légère teinte rougeâtre sur le bord extérieur de la tumeur : l'insertion de la matière variolique n'a produit qu'une faible efflorescence qui a disparu au bout de deux jours.

31 Janvier, Thomas Wise, âgé de quatorze ans, Sara Rice âgée de treize ans, ont été inoculés avec le pus de la vaccine pris de Mathieu Redding; on les a inoculés en même-tems avec la matière variolique; mais le jour suivant, on détruisit l'effet de la dernière inoculation, en appliquant un peu d'acide sulfurique sur les piqûres.

XVIIIe CAS.

Thomas Wise. 5e jour, la place de l'inoculation est très-enflammée et couverte d'une vésicule. 8e jour, la tumeur fait des progrès, de même que la rougeur qui colore ses bords ; le malade éprouve aux aisselles une sensibilité douloureuse. 12e jour, la douleur des aisselles a duré deux jours; le malade ne s'est pas plaint d'ailleurs ; le centre de la tumeur se couvre d'une croûte, mais la partie qui l'environne a l'aspect de la papille de la mamelle humaine. On découvrit ce même jour deux boutons sur la surface, et le lendemain il en parut encore deux, mais ils ne suppurèrent point; à cette époque la tumeur au bras avait déjà formé une escarre dure et douce au toucher.

XIXe CAS.

Sara Rice que j'ai nommée plus haut, a été inoculée au bras gauche, avec le pus de la vaccine pris de Buckland. 5e jour, la rougeur et l'élévation des deux piqûres sont considérables, mais les piqûres au bras droit qu'on avait faites pour inoculer la petite vérole, n'ont ni rougeur ni enflure, à cause du caustique qu'on a appliqué; les deux tumeurs font des progrès, la vésicule est formée, l'inflammation est très-forte, la malade se plaint de roideur et de douleur à l'aisselle gauche. Ces symptômes, accompagnés de mal de tête, ont duré deux jours. 13e jour, il n'y a plus de douleur : les deux tumeurs commencent à s'affaisser : trois petits boutons ont paru sur le visage et au cou; deux jours après on en découvrit encore trois autres, mais aucun d'eux n'est parvenu à l'état de suppuration; cette jeune fille a été, ainsi que Thomas, pendant tout le cours de la maladie, constamment exposée à la contagion de la petite vérole.

XXe. CAS.

Thomas Dorset a été inoculé le 1er février avec le pus de la vaccine, qu'on prit au bras de Jeanne Collingridge (voyez cas VIe). 7e jour, la place de l'inoculation est très-élevée, la vésicule se développe, et la rougeur accoutumée l'entoure. 11e jour, la nuit dernière le malade a éprouvé un sentiment de mal-aise aux aisselles; il se plaint de douleurs dans les reins : la tumeur est ronde, elle est environnée d'une efflorescence qui dépasse ses bords. 13e jour, la croûte se forme déjà au centre de la tumeur; ce jour-là on a inoculé la petite vérole, elle n'a produit aucun effet ; à peu près vers le douzième jour ce malade-ci a eu comme une apparence de boutons qu'il nommait lui des boutons de la petite vérole ; mais ils ressemblaient plutôt à des boutons ordinaires qu'à des pustules varioliques.

XXIe. CAS.

Jean Keys, âgé de vingt-cinq ans, fut inoculé le 4 février, avec du pus de la vaccine que je pris du bras de James Crouch : le quatrième jour la partie inoculée a été très-enflammée, et a causé une démangeaison assez forte, mais depuis ce moment-là la rougeur disparut successivement, et le neuvième il n'en restait plus aucune trace ; ce même jour il fut inoculé de la petite vérole aux deux bras, mais sans nul effet : le dixième jour cependant il ressentit quelques douleurs aux aisselles et dans les reins ; il n'y eut point d'éruption.

XXIIe. CAS.

Edouard Turner, homme robuste, âgé de vingt-quatre ans, fut, le 5 janvier, inoculé par deux piqûres, avec la matière de la vaccine, prise au bras de James Crouch (voyez cas X^e). 7e jour, l'ampoule est ouverte, les tumeurs sont fort avancées, elles causent de la démangeaison. 12e jour, elles commencent à sécher au milieu, les bords en sont d'un rouge très-foncé, et parsemés de petites vésicules; le malade se plaint de douleurs aux aisselles, de roideur à la nuque, et de sensations pénibles dans les reins. 14e jour, la douleur des reins continue, l'intérieur des bords des tumeurs est gonflé par une matière ichoreuse. 16e jour, le malade se plaint encore de mal à la tête et à la gorge; le jour suivant il est sorti environ cent boutons, dont quelques-uns très-petits. 19e jour, les douleurs ont cessé, le nombre des boutons monte à environ deux cent vingt; quelques-uns d'entr'eux ont suppuré vers la fin de la maladie: le vingt-troisième on a inoculé la petite vérole; cette inoculation n'a rien produit.

XXIIIe CAS.

Anne Morgan, enfant bien portant, âgée d'un an, a été inoculée le 5 février, avec le pus de la vaccine pris du bras de James Crouch. 5e jour, la place de l'inoculation est très-élevée et enflammée. 7e jour, la tumeur contient un fluide ichoreux, la rougeur et l'élèvation ont augmenté considérablement depuis hier; depuis hier aussi l'enfant a de la fièvre, la nuit passée il s'est trouvé mal et a vomi; la chaleur de la peau est plus grande que de coutume. 11e jour, les symptômes fébriles continuent, et par moment ont été très-graves jusqu'au onzième jour, ils ont entièrement cessé aujourd'hui; il n'est point sorti de boutons, la tumeur s'est couverte d'une escarre; on a après inoculé cette petite fille avec le pus variolique, il n'a produit qu'une rougeur passagère à la place de l'inoculation.

XXIVe CAS.

Jeanne West, âgée de vingt-un ans, a été inoculée le 6 février, avec la matière de la vaccine, prise du bras de Sara Butcher. 7e jour, la place de l'inoculation est très-enflammée et très-élevée; la vésicule s'étend beaucoup et cause de la démangeaison. 9e jour, la malade se plaint de douleurs de tête; le lendemain l'aisselle lui a fait mal, elle avait aussi une sensation douloureuse dans l'épaule, accompagnée de frissons; les bords de la tumeur sont d'un rouge foncé, ils sont remplis d'une matière ichoreuse. 13e jour, hier la tumeur était entourée d'une efflorescence assez vive; la malade se plaignit de mal à la gorge, elle dit qu'elle a eu des douleurs à la nuque; 15e jour, deux boutons ont paru sur le côté, la tumeur commence à sécher, tous les symptômes morbifiques ont disparu. 17e jour, il a paru vingt boutons qui tous ont suppuré. 23e jour, l'inoculation de la petite vérole, pratiquée ce jour-là, n'a rien produit.

XXVe CAS.

Anne Bumpus, âgée de vingt ans, a été inoculée le 6 février, avec le pus de la vaccine pris du bras de Sara Butcher; l'aspect de la tumeur a été absolument le même que celui que nous avons décrit dans le cas précédent. 8e jour, la malade se plaint de mal de tête. 10e jour, le mal de tête continue, il s'y est joint des frissons et des douleurs dans les reins. 11e jour, deux ou trois boutons paraissent au visage. 13e jour, les douleurs subsistent encore, il n'est pas sorti de nouveaux boutons. 15e jour, la malade ne se plaint plus de rien; les boutons au nombre de trois cent dix ressemblaient à ceux de la petite vérole. 17e jour, douleur à la gorge. 19e jour, les boutons sèchent. 22e jour, le pus de la petite vérole, inoculée ce jour-là, n'a pas même causé d'inflammation locale.

XXVIe CAS.

Thomas Slade, âgé de vingt-deux ans, a été inoculé le 6 février, avec le pus de la vaccine qu'on prit au bras de S. Mundy. 8e jour, la partie inoculée était fort élevée, la vésicule se forme, le malade a mal à la tête et à l'aisselle; le jour suivant il a ressenti des douleurs dans les reins. 11e jour, les douleurs diminuent; il a paru trois ou quatre boutons, la tumeur est bordée de petites vésicules confluentes. 14e jour, elle commence à se couvrir d'une croûte, les douleurs ont cessé. 19e jour, le centre de la tumeur est une croûte dure et brunâtre, les boutons ne sont pas venus à l'état de suppuration, ils s'en vont. 22e jour, l'inoculation de la petite vérole a excité une légère inflammation qui a duré deux ou trois jours, et a disparu ensuite.

XXVIIe CAS.

Françoise Jewel, jeune femme, jouissant d'une bonne santé, âgée de vingt ans; elle a eu la petite vérole inoculée dans son enfance, elle a été inoculée le 5 février, avec la matière de la vaccine, prise du bras de Sara Butcher; la place de l'inoculation présente une tumeur égale en étendue et en dureté à celle du cas précédent ; les maux de tête et les douleurs dans les reins ont paru le neuvième jour, et ont duré quarante-huit heures à peu près. 13e jour, la tumeur commence à se couvrir d'une croûte, il n'y a point eu d'éruption, on a inoculé, depuis, cette même personne une seconde fois avec de la matière de la vaccine, et une fois avec le pus variolique : ni l'un ni l'autre ne produisirent d'inflammation.

XXVIIIe CAS.

Charlotte Fisk, âgée de quatre mois, fut inoculée le 13 février, avec du pus de la vaccine, pris du bras de Françoise Jewel ; l'affection locale suivit chez cet enfant une marche très-régulière ; elle fut incommodée le huitième jour, et continua à l'être pendant trois ou quatre jours ; alors il sortit quatorze boutons dont la plus grande partie ne vint point à suppuration ; la mère de cet enfant était malade de la petite vérole, et couverte de boutons purulens au moment où j'insérai le pus de la vaccine au bras de cet enfant ; cependant la mère lui donna le sein pendant sa maladie, et l'on vit souvent la petite couverte du pus des boutons de la mère, en sorte qu'il paraît que non-seulement la vaccine garantit de la petite vérole, mais qu'elle l'arrête et a le pas sur elle, lorsqu'il arrive que le corps humain soit exposé à la fois à la contagion de l'une et de l'autre.

XXIXe CAS.

James Tarrent, âgé de dix-neuf ans, fut inoculé le 16 février, avec le pus de la vaccine, pris d'un des boutons d'Elisabeth Georges; dans ce cas-ci l'inflammation locale marche d'un pas plus rapide qu'à l'ordinaire, et dès le sixième jour elle occupa une place plus grande que de coutume; mais depuis ce moment elle commença à diminuer, et le dixième jour elle avait entièrement disparu; elle ne laissa, à la place de la piqûre, qu'une croûte sèche et très-petite; on inocula alors la petite vérole qui ne produisit aucune inflammation quelconque. Je croirais que cet homme possédait une de ces constitutions rares, qui ne peuvent être atteintes ni par la petite vérole ordinaire, ni par la petite vérole des vaches: le neuvième jour il se plaignit, il est vrai, de mal à la tête; mais je ne crois pas devoir attribuer ce symptôme à l'inoculation.

XXXe CAS.

G. Hull, âgé de onze ans, fut inoculé le 8 février, avec le pus de la vaccine pris du bras de Sara Butcher. 7e jour, la tumeur fait les progrès ordinaires, le malade se plaint de douleurs à la tête. 10e jour, il a encore mal à la tête et aussi dans les reins; il a eu sur la surface du corps quelques boutons. 12e jour, les symptômes fébriles ont disparu, l'éruption a continué. 15e, il y a à peu près deux cents boutons, ils sont devenus d'un volume très-considérable et approchent de l'état de suppuration. 18e jour, on a inoculé la petite vérole sans succès.

XXXIe et XXXIIe CAS.

Le 8 février Anne Hull, âgée de treize ans, et Sara Hull, âgée de huit, ont été inoculées avec la matière de la vaccine, prise au bras de Sara Butcher; les deux sœurs ont eu la maladie beaucoup plus bénigne que ne l'a été celle de leur frère G. Hull; chez toutes les deux, la place de l'inoculation fut au onzième jour entourée d'une efflorescence; le nombre des boutons qu'elles eurent fut de beaucoup moindre que celui de leur frère, et les symptômes de l'éruption ne durèrent que la moitié du même tems ; le vingtième elles furent inoculées de la petite vérole, sans aucune suite.

XXXIIIe CAS.

George Reed, âgé de quinze ans, fut inoculé le 14 février avec le pus de la vaccine pris du bras de F. Jewel ; la place de l'inoculation s'enfle comme à l'ordinaire. Le huitième jour il se plaignit de maux de tête ; ce symptôme dura sans intervalle jusqu'au treizième jour ; dès le onzième quelques boutons avaient paru, et l'éruption finit le quatorzième ; ils furent au nombre d'environ soixante-dix, quelques-uns étaient très-petits, mais tous vinrent fort bien à maturité. Ce jeune homme fut dans la suite inoculé avec du pus variolique ; il se forma autour de la piqûre une espèce de pustule, mais le malade n'éprouva aucune indisposition.

Françoise Pedder, Amélie Hoole, George Hickland, Elisabeth Morton, furent inoculés le 13 et le 14 février avec le pus de la vaccine pris du bras de Sara Price, qui elle même avait été inoculée avec un bouton de Buckland (Voyez cas IIIe).

XXXIVe CAS.

François Pedder, enfant de onze mois. La place de l'inoculation s'éleva et s'enflamma par degrés. 8e jour, les symptômes de l'éruption sont survenus; l'enfant a eu de la fièvre jusqu'au treizième jour qu'il parut plusieurs boutons. 16e jour, la tumeur a commencé à dessécher; le nombre des boutons est monté jusqu'à quarante, qui tous ont mûri sans passer par l'état de suppuration : on a inoculé la petite vérole sans succès.

XXXVe CAS.

Anne Hoole, âgée de six mois, a été inoculée comme il a été dit plus haut : la tumeur locale a fait les progrès ordinaires. 7e jour, l'enfant a de la fièvre, plusieurs petits boutons paraissent autour de la tumeur. 10e jour, l'enfant a continué à être indisposé, mais légérement ; on voit à présent neuf boutons sur le corps et aux extrêmités. 14e jour, les boutons sont au nombre de cent deux, et forment des croûtes jaunes. 18e jour, la place de l'inoculation est entièrement cicatrisée; les boutons paraissent arriver à l'état de desquamation : on a inoculé la petite vérole sans produire aucun effet.

XXXVIe CAS.

George Hickland, âgé de six mois, fut inoculé avec le pus de la personne que j'ai nommée. Les symptômes de l'éruption ont été moins graves et de plus courte durée que dans le cas XXXVe; cependant l'enfant a eu trois cents boutons, dont seulement le tiers a suppuré : il n'a nullement pris la petite vérole qu'on lui a inoculée depuis.

XXXVIIe CAS.

Elisabeth Morton, âgée de neuf mois, a été plus gravement indisposée que ne l'ont été les quatre autres enfans inoculés avec le même pus, savoir celui que j'avais pris de Sara Price. La fièvre a duré avec assez de violence depuis le septième jour jusques au quinzième; il y a eu en tout deux cents boutons : le 20e jour on inocula sans succès la petite vérole.

XXXVIIIe CAS.

L. Davy, âgé de onze semaines, a été inoculé le dix-neuvième jour avec la matière de la vaccine, prise du bras de Charlotte Fisk. Cet enfant a eu la maladie d'une manière très-bénigne. Le dixième jour la tumeur a été environnée d'une efflorescence; seulement ce jour-là, le degré de la chaleur de la peau fut un peu plus élevé que de coutume. Le treizième jour, il a paru un bouton à côté de la place de l'inoculation, et deux sur le front; le malade n'a eu que ceux-là. On l'a ensuite inoculé de la petite vérole sans aucun effet.

XXXIXe CAS.

Marie Murrell, âgée de sept mois, fut inoculée avec la même matière, et le même jour que Davy. 5e jour, la partie inoculée est fort élevée et enflammée; vers le soir du huitième jour, la malade a eu des vomissemens. 10e jour, elle éprouve une chaleur brûlante, elle est agitée; la tumeur est entourée d'une efflorescence fort étendue. 12e jour, la fièvre paraît avoir entièrement disparu, environ vingt boutons sont sortis. 14e jour, l'inflammation au bras a disparu, les boutons paraissent se couvrir d'une croûte; l'inoculation de la petite vérole n'a pas plus produit d'effet sur ce malade que sur les autres.

On avait inoculé une vache, chez M. Coleman, professeur à l'Ecole Vétérinaire : en insérant au pis de la mamelle un peu de la matière prise du bras de James Crouch (voyez cas Xe), la vache eut la maladie : un domestique mâle qui la trayait à cette époque, eut une tumeur étendue au-dessus du poignet, qui bientôt fut d'une couleur bleue pâle, et fut accompagnée pendant quelques jours d'une fièvre assez violente, avec une espèce de desquamation au pied et à la cheville du pied; je pris du pis de la vache le pus produit par cette inoculation, et j'en inoculai M. Streeton, James Smith et George Meacock.

XIe CAS

Marie Streeton, âgée de vingt-deux ans, fut inoculée le 18 février avec la matière ci-dessus mentionnée. La place de l'inoculation s'enfla à la manière accoutumée; le neuvième jour la malade se plaignit de maux de tête, et ensuite de douleurs à l'aisselle : ces symptômes ont duré pendant cinq ou six jours, mais sans être graves. Les boutons ont commencé à paraître au douzième jour; il y en eut en tout trois cents, l'éruption finit le seizième jour. Les boutons parvenus à l'état de maturité, ressemblèrent entièrement à ceux de la petite vérole; la malade éprouva quelque douleur à la gorge. Elle fut parfaitement rétablie le dix-neuvième jour. On l'inocula dans la suite avec la matière variolique, sans qu'il en résultât aucun effet.

XLIe et XLIIe CAS.

James Smith, âgé de seize ans, et George Meacock, âgé de 30 ans, ont été inoculés le 19 février, de la même manière que l'enfant ci-dessus. J. Smith a eu la maladie avec les mêmes symptômes, seulement à un degré plus violent: Meacock eut un plus grand nombre de boutons, et la tumeur à son bras ne fut ni aussi élevée, ni aussi bien circonscrite que celle du bras de Streeton : les effets de la maladie furent très-différens chez Smith; son bras enfla rapidement; une tache érysipélateuse parut sur son bras, et s'étendit quelques pouces au-dessus de la piqûre, et au-dessous jusques au coude. Les symptômes de l'éruption se manifestèrent le septième jour, et continuèrent, mais faiblement, jusqu'au onzième. Il eut quatre ou cinq boutons au visage, et à peu près cent sur le corps et aux extrémités; ils arrivèrent tous fort bien à maturité. La rougeur érysipélateuse qui s'était manifestée au bras, ne tarda pas à disparaître, quoiqu'on n'eût appliqué aucun médicament.

Ces deux malades furent inoculés après leur convalescence avec le pus variolique ; il ne produisit rien sur Meacock, mais chez Smith il excita une inflammation de la peau qui dura quelques jours.

Samuel Fairbrother, âgé de quinze ans, Richard Callovay, âgé de dix-neuf ans, James Camplin, âgé de dix-sept ans, Jean Turner, âgé de huit mois, Jeanne Bukley, âgée de cinq mois, et Marie Welch, âgée de trois mois, ont tous été inoculés les 21 et 23 février, avec la matière de la vaccine, prise du bras d'Edouard Turner (voyez cas XXIIe).

XLIIIe CAS.

S. Fairbrother a commencé à être malade le neuvième jour, et a eu fréquemment des accès de fièvre accompagnés de douleur à l'aisselle ; cela a duré jusqu'au quatorzième jour, alors il a paru quatre petits boutons ; le malade n'a point éprouvé d'autre indisposition.

XLIVe CAS.

La place de l'inoculation a enflé à la manière accoutumée ; le malade Richard s'est plaint le neuvième jour de douleur à l'aisselle, et de maux de tête, ils ont duré jusqu'au douzième jour; une tache bleue assez étendue, semblable à une ecchymose entourait la tumeur; il n'y a pas eu d'autre incommodité. On l'avait inoculé au bras et à la main pour voir si l'exposition à l'air ferait quelque différence, et si la plaie prendrait un autre aspect lorsqu'elle ne serait pas couverte par les habits: la différence fut en effet très-sensible, la tumeur à la main fut beaucoup plus étendue, d'une couleur beaucoup plus livide, et accompagnée de beaucoup plus d'inflammation, que l'autre tumeur.

XLVe CAS.

James Camplin. Les symptômes de l'éruption furent un peu plus pénibles qu'ils ne l'avaient été chez Callovay, et ils durèrent un jour de plus; cependant la maladie ne lui causa qu'une indisposition légère, et il n'eut que trente boutons.

XLVIe CAS.

Jean Turner. L'inflammation locale a été fort étendue; il a eu de la fièvre le huitième jour, le lendemain quelques boutons sortirent, le jour suivant il en fut couvert, il en avait à peu près mille; cependant ils n'étaient pas confluents, ils mûrirent très-bien et sans peine, en sorte que le dix-septième jour le malade était entièrement rétabli.

XLVIIe et XLVIIIe CAS.

Jeanne Bukley et Marie Welch ont eu la maladie la plus bénigne; le huitième jour l'efflorescence entoura la place inoculée sur les bras de ces deux enfans; ils ne parurent être réellement un peu malades que ce jour-là; ni l'un ni l'autre n'ont eu de boutons.

Ces six derniers malades ont été, après la terminaison de la vaccine, inoculés avec le pus de la petite vérole; il n'en est rien résulté.

Le 18 février j'inoculai avec du pus de la vaccine, pris du bras de Anne Bumpus, G. Walker, âgé de onze mois; et le 24 février j'inoculai avec la même matière Sara Dinon, âgée de treize ans, Thomas Ellistone, âgé de cinq mois, Marie Dunn, âgée de vingt mois, et James Cummins, âgé de quatorze semaines.

XLIXe CAS.

Le bras de Guillaume Walker (1) a enflé comme à l'ordinaire, mais il n'a pas éprouvé la plus légère indisposition, pendant tout le cours de l'infection ; il ne parut aucun bouton, si ce n'est un ou deux à la place de l'inoculation.

Le CAS.

Sara Dinon. La tumeur du bras a eu l'aspect accoutumé ; le dixième jour elle se plaignit de douleurs à la tête et dans les reins ; elle en éprouva ensuite à l'aïsselle et derrière les épaules ; elle eut des frissons. 13e jour, ces symptômes ont beaucoup diminué, il a paru quelques boutons. 16e jour, elle ne se plaint de rien si ce n'est d'un peu de mal à la gorge. L'éruption est finie ; le nombre des boutons a été de cent soixante-quatorze, ils ont tous mûri.

---

(1) M. Walker, graveur habile, demeurant dans la rue Rosamond, père de cet enfant, en ayant perdu un autre des suites de la petite vérole, voulut que celui qui lui restait fût inoculé de la vaccine : on trouve le détail des circonstances de ce cas dans le Journal de Physique et de Médecine ; mars 1799.

L Ie C A S.

Thomas Ellistone eut un peu de fièvre depuis le sixième jour jusques au huitième. La tumeur fut entourée d'une efflorescence étendue; il n'eut point d'autre incommodité depuis le huitième jour; il n'y a pas eu d'éruption.

L I Ie C A S.

Marie Dunn eut de la chaleur, et fut agitée depuis le sixième jusques au neuvième jour; elle n'a pas eu de boutons.

L I I Ie C A S.

L'inoculation ne parut pas affecter, le moins du monde, James Cummins, quoique la tumeur fût considérablement élevée, et qu'au onzième jour il se formât sur ses bords quelques boutons.

Tous ces malades, que j'avais inoculés avec la matière de la vaccine prise du bras de Bumpus, ont été depuis inoculés avec la matière variolique, sans aucun effet.

Jean Giles, âgé de vingt ans, G. Bigg, âgé de dix-huit ans, G. Briaris, âgé de seize ans, Sophie Dobinson, âgée de cinq ans, Sara Dobinson, âgée de trois ans, et Anne Dobinson, âgée d'un an, ont été inoculés le 21 février avec du pus de la vaccine pris du bras de Jeanne West.

LIVe CAS.

Jean Giles a eu mal à la tête depuis le neuvième jour jusques au onzième; il survint un léger mal à la gorge qui dura quelques jours; il a eu environ trente boutons.

LVe CAS.

G. Bigg se plaignit aussi pendant quelques jours de maux de tête, et de douleurs à la gorge; il a eu environ douze boutons.

LVIe CAS.

G. Briaris a été un peu incommodé depuis le septième jour jusqu'au onzième; il n'a eu que deux boutons.

Le bras de Sophie Dobinson a été fort enflé, la tumeur étant très-étendue; elle ne s'est trouvée nullement incommodée durant le cours de la maladie; l'éruption n'a pas eu lieu.

LVIIIe CAS.

Il fut en tout semblable au précédent; Sara Dobinson n'eut pas plus d'éruption que sa sœur.

LIXe CAS.

Anne Dobinson ne fut pas plus affectée par l'inoculation de la petite vérole des vaches, que ne l'avaient été ses sœurs; mais le quatorzième jour elle eut, suivant le rapport de la mère, quelques accès de convulsions qui durèrent deux ou trois heures. Ces six derniers malades ont été dans la suite, mais sans effet, inoculés avec le pus variolique.

Marie Grenville, âgée de vingt ans, Edouard Honeywood, âgé de deux ans, Thomas Rood, d'un an et demi, Charlotte Mile, âgée de quinze mois, Jean Jenkins, âgé d'un an, Henri Barber, âgé de onze mois, Anne Walker, âgée de dix mois, Samuel Brough, âgé de dix mois, Alexandre Towser, âgé de huit mois, G. Knighton, âgé de huit mois, Sara Price, âgée de huit mois, Elisabeth Spilsbury, âgée de quatre mois, Elisabeth May, âgée de quatre mois, Marie Sully, âgée de trois mois, Françoise Terry, âgée de deux mois, G. Scott, âgé de deux mois, G. Johnstone, âgé de deux mois, et Marie Stewart, âgée de deux mois, ont été inoculés le 25 février, avec le pus de la vaccine pris du bras de Marie Streeton.

LXe CAS.

Marie Grenville commença, le neuvième jour, à se plaindre de douleurs à la tête qui l'incommodèrent jusqu'au douzième jour; ce jour-là elle eut mal à la gorge, ce mal dura pendant deux jours, mais fut très-léger; elle eut trente-cinq boutons.

LXIe CAS.

Edouard Honeywood n'a pas été sensiblement indisposé à la suite de l'inoculation, quoique l'enflure au bras fût considérable; le onzième jour il y eut efflorescence; il n'y a point eu d'éruption.

LXIIe CAS.

Thomas Rood a eu de la fièvre depuis le septième jusqu'au dixième jour, et au moment de l'invasion de la fièvre, il eut deux ou trois accès de convulsions, mais courts; il n'y a pas eu d'éruption.

XLIIIe CAS.

Charlotte Mile. On aperçut un peu de rougeur au bras de cet enfant, autour de la place de l'inoculation, pendant deux ou trois jours; mais elle avait déjà entièrement disparu le septième; alors on l'inocula avec le pus variolique; il eut la petite vérole, elle fut bénigne.

LXIVe CAS.

Jean Jenkins commença à être indiposé au douzième jour, il fut très-agité pendant trois jours; il a eu environ trois cents boutons.

LXVe CAS.

Henri Barber. Une fièvre légère parut le huitième jour; des symptômes de la dentition survinrent alors, mais la fièvre fut de courte durée; il n'eut qu'un bouton à la lèvre supérieure.

LXVIe CAS.

Thomas Dix. Le onzième jour il parut au bras une efflorescence assez étendue, et quelques boutons qui furent passagers; pendant tout le cours de l'infection il n'éprouva aucune incommodité.

LXVIIe CAS.

Anne Walker se sentit indisposée le neuvième jour; la fièvre accompagnée d'angoisses dura de vingt-quatre à trente heures, elle cessa ensuite, et la malade n'éprouva plus aucun autre symptôme morbifique; elle n'eut point de boutons.

LXVIIIe CAS.

Samuel Brough fut malade le neuvième jour, il eut quelques accès de fièvre accompagnés de symptômes spasmodiques : ces derniers furent de peu de durée, mais la fièvre continua avec quelques remissions jusqu'au douzième jour. 11e jour, quelques boutons sont sortis, cependant lorsque l'éruption fut finie, leur nombre n'était que de vingt.

LXIXe CAS.

Alexandre Towser fut agité, il eut de la fièvre pendant deux jours; il avait en tout dix boutons.

LXXe CAS.

Guillaume Knighton n'a pas eu d'éruption, il a été un peu indisposé entre le septième et le dixième jour.

LXXIe CAS.

Sara Price fut légérement incommodée le neuvième jour, son indisposition se termina par une diarrhée; le treizième jour elle se trouva parfaitement bien: on découvrit sur son pied deux boutons, elle n'eut que ceux-là.

LXXIIe CAS.

Elisabeth Spilsbury a été un peu indisposée le dixième et le quinzième jour, mais l'indisposition du quinzième jour était l'effet de la dentition; il n'y eut point d'éruption.

LXXIIIe CAS.

Elisabeth May a eu un peu de fièvre le huitième jour, elle a été agitée jusqu'au treizième jour; elle a eu cinq boutons.

LXXIVe CAS.

Marie Sully a eu de la fièvre au neuvième jour; la nuit du neuf au dix a été agitée, le matin elle a été mieux, elle ne se plaignit d'aucune autre sensation douloureuse; elle n'a point eu de boutons.

LXXVe CAS.

François Terry eut de la fièvre le neuvième jour, le jour suivant il eut sur le corps une espèce de desquamation, cependant il paraissait se porter aussi bien qu'à l'ordinaire; il n'a eu qu'un bouton.

LXXVIe CAS.

Guillaume Scott n'a eu de la fièvre que le huitième jour, encore fut-elle très-faible; il n'y a pas eu d'éruption.

LXXVIIe CAS.

Guillaume Johnstone eut le bras enflé comme à l'ordinaire, il n'a pas eu de boutons, et il n'a pas paru avoir de la fièvre pendant tout le cours de la maladie, mais sur le soir du treizième jour il sembla être un peu agité.

LXXVIIIe CAS.

Marie Stewart, ainsi que Johnstone, ne fut pas visiblement indisposée durant le cours de l'infection, et elle n'eut pas non plus de boutons.

Les malades ci-dessus mentionnés, qui avaient

été inoculés avec le pus pris du bras de Streeton, furent ensuite inoculés avec la matière variolique; elle ne produisit aucun effet, si ce n'est sur Charlotte Mile, qui, comme on l'a vu, n'avait pas pris la petite vérole des vaches.

Le 27 février on inocula avec la même matière de la vaccine, prise du bras de James Smith, Joseph Wrench, âgé de vingt-quatre ans, Etienne Peters, âgé de dix-neuf ans, Pierre Peters, âgé de dix-huit ans, Elisabeth Brown, âgée de cinq ans, Marie Shipley, âgée de trois ans, Marguerite Grosby, âgée de dix mois.

LXXIXe CAS.

Joseph Wrench a été indisposé depuis le dixième jusqu'au treizième jour; le onzième il parut une efflorescence autour de la partie inoculée. 15e jour, quelques boutons sortirent, le malade se plaignit de douleurs à la gorge, qui ont duré trois jours; le nombre des boutons a été de trente.

LXXXe CAS.

Etienne Peters commença à se plaindre le huitième jour; il eut des symptômes de fièvre comme dans les cas ordinaires, et ils durèrent jusqu'au treizième jour; il n'a eu qu'un bouton.

LXXXIe CAS.

Les symptômes, chez Pierre Peters, furent semblables à ceux que nous avons vus dans le cas précédent ; l'efflorescence ne parut que le onzième jour; il eut vingt-quatre boutons, lesquels furent tous très-petits.

LXXXIIe CAS.

La tumeur d'Elisabeth Brown fut environnée, le huitième jour, par une efflorescence; la malade ne se plaignit d'aucune douleur, et n'eut point d'éruption.

LXXXIIIe CAS.

L'efflorescence parut au bras de Marie Shipley au huitième jour; mais elle ne fut pas visiblement indisposée, elle eut seulement un bouton.

LXXXIVe CAS.

Marguerite Grosby n'eut point d'éruption, et ne fut point visiblement malade durant les progrès de l'inoculation ; cependant son bras enfla suivant la manière ordinaire, et il y eut quelque peu d'efflorescence.

LXXXVe CAS.

Sur le bras de J. Evan il y eut une efflorescence vers le sixième jour, et le suivant il eut une légère fièvre dont le paroxisme fut accompagné de mouvemens spasmodiques; mais il fut parfaitement bien le neuvième jour, et il n'y eut point d'éruption.

Les cinq personnes ci-dessus, ont été inoculées depuis avec de la matière variolique, sans effet.

Sara Hat, âgée de vingt ans, et Elisabeth Platford, âgée de dix-sept, furent inoculées avec le pus de la vaccine, pris au bras de Marie Murrelt.

LXXXVIe CAS.

Sara Hat commença à se plaindre vers le sixième jour, et continua à être fort indisposée jusqu'au onzième; alors la tumeur fut environnée par une efflorescence, et depuis ce moment elle ne ressentit plus de douleur; le nombre des boutons qui parurent, fut d'environ quarante.

LXXXVIIe CAS.

Elisabeth Platford prit mal le neuvième jour; elle se plaignit de douleurs à la tête, et de maux de reins avec des frissons, etc. La partie inoculée, dans ce moment-là, était considérablement enflammée; la tumeur était de forme circulaire, mais applatie, et point entourée d'efflorescence. 11e jour, les douleurs et les frissons continuent; pouls très-fréquent et faible; langue blanche. 15e jour, les mêmes symptômes subsistent encore, la malade se plaint aussi de douleurs derrière les épaules; quelques pustules paraissent. 15e jour, elle se plaint de maux de reins, et d'étourdissemens; le nombre des boutons a fort augmenté. 17e jour, les douleurs continuent, elle est faible et languissante, ses yeux, sa gorge sont enflammés et douloureux; les bords de l'enflure sont environnés de pustules confluentes; elle a sur le visage envion deux ou trois cents boutons presque confluens. 19e jour, son visage est considérablement enflé, et les boutons mûrissent rapidement; elle ne se plaint plus que du mal occasionné par l'éruption. 21e jour, l'enflure du visage a beaucoup diminué, les boutons sont dans l'état de dessiccation. 23e jour, le mieux se soutient,

26e jour, elle se plaint de mal de gorge et d'une toux fatigante. 28e jour, le mal de gorge est presque passé, mais la toux continue; le pouls bat cent fois dans une minute. 30e jour, la toux est toujours violente. 32e jour, la toux est diminuée, et son appétit augmente; depuis ce moment elle recouvre sa santé par degrés.

Les deux malades ci-dessus furent inoculés ensuite avec de la matière variolique, laquelle ne produisit aucun effet.

Isaac Cowling, âgé de vingt-trois ans, Marie Webb, âgée de douze ans, Sophie Masson, âgée de deux ans et demi, et Elisabeth Goodluck, âgee de trois mois, furent inoculés le 2 mars, avec du pus de la vaccine pris du bras de G. Reed.

LXXXVIIIe CAS.

Isaac Cowling prit mal le neuvième jour, et les douleurs de l'éruption ne cessèrent entièrement que le quatorzième jour; il eut environ cinquante boutons.

LXXXIXe CAS.

Marie Webb commença à se plaindre le septième jour, et la fièvre ne la quitta pas pendant une semaine. Le dixième jour une rougeur se répandit sur la plus grande partie de son bras, entre le coude et l'épaule; elle ne disparut entièrement que le quatorzième jour; elle eut environ douze boutons.

XCe CAS.

Le bras de Sophie Masson enfla de la manière ordinaire; il y eut efflorescence vers le dixième jour; elle eut quatre ou cinq petits boutons qui disparurent peu après; mais elle ne sembla point indisposée durant le cours de l'inoculation.

XCIe CAS.

Elisabeth Goodluck prit mal le huitième jour, et eut un léger accès spasmodique; la tumeur fut entourée d'une efflorescence. 11e jour, elle n'a plus éprouvé aucune indisposition, à dater depuis hier; il n'y a point eu d'éruption.

Les personnes ci-dessus ont été inoculées avec de la matière variolique, et n'ont pas pris la petite vérole.

XCIIe et XCIIIe CAS.

Le 3 de mars, C. S. Cooke, âgé de quatre ans, et A. T. Cooke, âgée de deux ans, furent inoculés avec du pus de la vaccine pris du bras de G. Meacock.

Le dixième jour l'efflorescence ordinaire entoura, dans ces deux enfans, la place de l'inoculation; mais aucun des deux ne parut en être incommodé. On n'aperçut pas de boutons sur eux; ils furent mis aussi à l'épreuve de l'inoculation avec la matière variolique; mais elle ne fut suivie d'aucune indisposition.

Le 3 de mars, A. K. Gunter, âgé d'un an, M. Sears, et Eliz. Giles, âgés tous deux de neuf mois, furent inoculés avec le pus de la vaccine pris du bras de T. d'Obinson.

XCIVe CAS.

A. K. Gunter eut un peu de fièvre pendant deux jours; vers le dixième la tumeur fut environnée d'une efflorescence qui s'étendit considérablement. Il parut seulement deux ou trois pustules imparfaites.

XCVe CAS.

M. Sears fut indisposé pendant environ quatre à cinq jours; la tumeur était petite et de forme circulaire; elle ne fut point entourée d'efflorescence; il eut environ deux cents boutons.

XCVI^e CAS.

Elisabeth Giles devint malade le dixième jour ; la tumeur était bordée d'un rouge foncé sans aucune efflorescence ; elle eut soixante-dix à cent boutons.

Les malades ci-dessus ont été inoculés avec la matière variolique sans effet.

Richard Scott, âgé de deux ans et demi, S. Bennett, âgée d'un an, Marie Black, âgée d'un an, Marie Jenkins, âgée de neuf mois, Jean Lawyer, âgé de dix-huit mois, Eliz. King, âgée de six mois, W. Jones, âgé de six mois, Esther Philippe, âgée de six mois, Thomas Newman, âgé de six mois, et Anne Harper, de cinq mois, furent inoculés avec le pus de la vaccine pris du bras d'Eliz. Brown.

XCVII^e CAS.

Richard Scott eut de la fièvre pendant fort peu de tems ; le dixième jour il eut environ quatorze boutons.

XCVIII^e CAS.

Vers le neuvième jour, la tumeur au bras d'Elisabeth King, fut entourée d'une efflorescence; il n'y eut aucune indisposition apparente, et point d'éruption.

XCIX^e, C^e et CI^e CAS.

La maladie fut chez Jean Lawyer de neuf jours, et chez S. Bennett entièrement semblable à celle de King.

CII^e CAS.

Esther Philippe fut un peu agitée et eut une fièvre légère depuis le dixième jusqu'au treizième jour, mais point d'éruption.

CIII^e CAS.

Marie Black eut la fièvre le neuvième jour, et fut indisposée pendant deux ou trois jours; durant ce tems elle eut deux légers accès de convulsions; quelques boutons parurent, mais ils ne suppurèrent pas.

CIV^e CAS.

Marie Jenkins fut un peu indisposée le dixième jour, mais elle n'eut point d'éruption.

CVe CAS.

Anne Harper fut un peu agitée la septième et la huitième nuits, mais elle n'eut point d'éruption.

CVIe CAS.

Thomas Newman eut la fièvre depuis le septième jusqu'au onzième jour, mais il n'eut point de boutons.

Le 4 de mars, G. Paul, âgé de trois ans, Anne Paul, âgée d'un an, Marthe Chandler, âgée de cinq mois, Marthe Hat, âgée d'un an, Eliza Boardore, âgée de sept mois, Samuel Lampart, âgé de deux ans, Anne Page, âgée d'un an et demi, Jeanne Carter, âgée de cinq semaines, W. New, âgé de dix-huit mois, Suzanne Sermon, âgée de six mois, Alix Marshall, âgée de deux ans et demi, Henriette Marshall, âgée de quatre mois, et François Henley, âgé de cinq ans, furent inoculés avec le pus de la vaccine pris du bras d'Eliz May.

CVIIe CAS.

George Paul ne fut pas visiblement incommodé par l'inoculation, il eut deux boutons.

CVIIIe CAS.

Anne Paul eut la fièvre environ trois jours, et eut quarante boutons qui furent tous beaucoup plus petits que ne le sont ceux de la petite vérole.

CIXe CAS.

L'inoculation de Marthe Chandler produisit une efflorescence très-étendue, mais il ne s'en suivit ni fièvre ni éruption.

CXe CAS.

Marthe Hat ne fut point indisposée jusqu'au treizième jour; alors il parut quelques petits boutons.

CXIe CAS.

Le bras d'Elisabeth Boardore enfla considérablement, mais elle n'eut ni efflorescence, ni fièvre, ni éruption.

CXIIe CAS.

Samuel Lampart fut un peu malade depuis le neuvième jusqu'au douzième jour; il eut trois pustules imparfaites.

CXIIIe CAS.

Anne Page ne fut point sensiblement affectée à la suite de l'inoculation ; elle n'eut point d'éruption le douzième jour ; la tumeur fut entourée d'une efflorescence.

CXIVe CAS.

Jeanne Carter fut légérement indisposée depuis le septième jusqu'au dixième jour ; elle eut deux ou trois boutons.

CXVe CAS.

W. New fut malade quatre jours, et eut environ cent boutons.

CXVIe CAS.

Suzanne Sermon prit mal le neuvième jour, elle eut un vomissement, elle continua à avoir la fièvre jusqu'au douzième jour ; il parut seulement cinq boutons.

CXVIIe, CXVIIIe et CXIXe CAS.

Alix Marshall, François Henley et Henriette Marshall n'eurent point d'éruption, ils ne parurent éprouver aucune incommodité à la suite de l'inoculation ; l'affection topique cependant était très-marquée chez tous ces malades, et fut accompagnée d'efflorescence.

Tous les malades ci-dessus, qui reçurent l'infection de Brown et May, ont été inoculés depuis, et n'ont pas pris la petite vérole.

CXXe CAS.

Marie Crouch, âgée de trois ans, fut inoculée avec de la matière prise d'un bouton de Jean Turner (voyez le XLVIe cas); il se forma suivant l'ordinaire une tumeur à la partie inoculée, laquelle fut entourée d'une efflorescence, mais il n'y eut ni fièvre ni éruption.

CXXIe et CXXIIe CAS.

Elisabeth Wood, âgée de trois ans, et W. M. Cliffort, âgée de deux ans et demi, furent inoculées avec le pus de la vaccine pris du bras de Marie Stewart, le 14 mars; ces deux enfans furent légérement indisposés vers le dixième jour, mais ni l'un ni l'autre n'eurent de boutons.

Le 6 mars les personnes suivantes furent inoculées avec le pus de la vaccine, pris du bras d'Anne Walker.

Amélie Restieux, âgée de quatre mois, Jean Bates, âgé de six semaines, Marthe Thompson, âgée de deux ans, W. London, âgé de trois ans, James London, âgé de six mois, François Wallace, âgé de trois ans, Joseph Roger, âgé de quarante-deux ans, Thomas Thoroughgood, âgé de quatorze ans, et Anne Thoroughgood, âgée de dix-sept ans.

CXXIIIe et CXXIVe CAS.

Amélie Restieux et Jean Bates n'éprouvèrent aucune incommodité à la suite de l'inoculation, mais leurs bras enflèrent de la manière ordinaire.

CXXVe CAS.

Marthe Thompson eut la fièvre depuis le huitième jusqu'au dixième jour; elle eut seulement un bouton.

CXXVIe CAS.

W. London prit mal le dixième jour, et vomit; mais le jour suivant il fut aussi bien qu'à l'ordinaire, et n'eut point d'éruption.

CXXVIIe CAS.

James London n'eut aucune indisposition visible, et il ne parut point de boutons; vers le dixième jour la tumeur fut entourée d'une efflorescence.

CXXVIIIe CAS.

François Wallace eut la fièvre deux ou trois jours, et il n'y eut point d'éruption.

CXXIXe CAS.

Joseph Roger, vers le huitième jour, se plaignit de douleurs dans les aisselles, et fut affecté de maux de tête pendant deux ou trois jours, mais il n'eut point d'éruption.

CXXXe CAS.

Thomas Thoroughgood eut les mêmes symptômes que Roger; il eut trente-trois boutons.

CXXXIe CAS.

Anne Thoroughgood fut indisposée pendant six ou sept jours; mais elle eut seulement dix boutons.

Les douze personnes précédentes ont été inoculées avec de la matière variolique, et n'ont pas pris la petite vérole.

Les personnes suivantes furent inoculées avec de la matière prise du bras de M. Streeton.

Suzanne Reewe, âgée de dix-huit mois, Anne Reewe, âgée de cinq semaines, Suzanne Richardson, âgée de treize ans, et marie Adams, âgée de six mois.

CXXXIIe et CXXXIIIe CAS.

Suzanne Reewe, et Anne Reewe furent très-peu incommodées à la suite de l'inoculation; la première cependant eut vingt boutons, et la seconde en eut douze.

CXXXIVe CAS.

Suzanne Richardson fut indisposée depuis le dixième jusqu'au quatorzième jour, mais elle eut seulement douze boutons.

CXXXVe CAS.

Marie Adams eut environ deux cents boutons; mais les symptômes de l'éruption ne furent point fâcheux; la tumeur s'étendit et prit une forme irrégulière; ses bords étaient couverts de pustules confluentes.

Le 7 mars les enfans suivans furent inoculés avec de la matière prise des boutons de Sara Dixon.

Caroline Harriskind, âgée de quatre ans, W. M. Harriskind, âgé de deux ans, Daniel Harding, âgé de trois ans, Eliz. Harding, âgée de trois ans, James Waters, âgé de douze ans, et Joseph Harding, âgé de dix-sept ans.

CXXXVIe et CXXXVIIe CAS.

Caroline et W. M. Harriskind eurent la fièvre deux ou trois jours; la première eut cent boutons, et le second en eut douze.

CXXXVIIIe et CXXXIXe CAS.

Daniel et Elisabeth Harding furent très-légérement indisposés à la suite de l'inoculation; Daniel eut quinze boutons très-petits, et Elisabeth seulement deux.

CXLe CAS.

James Waters se plaignit de maux de tête, de douleurs dans les membres, et de maux de gorge, depuis le huitième jusqu'au quatorzième jour; la tumeur à la partie inoculée ne fut jamais beaucoup plus élevée que la peau, elle avait une bordure angulaire; la malade eut cent vingt boutons.

CXLIe CAS.

Joseph Harding fut très-légérement incommodé et n'eut point de boutons.

Le 8 mars, W. Shipton, âgé de quatre ans, George Staits, âgé de deux ans, Eliz. Youngman, âgée de trois mois, Marie Dudley, âgée de deux ans, W. Cade, âgé de dix mois, et W. Piper, âgé de quatre mois, furent inoculés avec le pus de la vaccine, pris au bras d'Esther Philippe.

CXLIIe, CXLIIIe, CXLIVe et CXLVe CAS.

W. Shipton, Eliz. Youngman, W. Cade, et W. Piper n'eurent point de boutons, et aucun d'eux ne parut être incommodé par l'inoculation, excepté Piper qui eut une légère fièvre; le huitième jour il y eut chez tous efflorescence autour de la tumeur.

CXLVIe CAS.

George Staits fut indisposé deux jours, et eut trois ou quatre petits boutons.

CXLVIIe CAS.

Marie Dudley eut une petite fièvre le neuvième jour, elle eut aussi un peu de délire qui cessa le jour suivant; il sortit environ cinquante petits boutons, lesquels disparurent dans le cours de vingt-quatre heures.

Le 11 mars, Anne Timms, âgée de dix-neuf ans, Suzanne Timms, âgée de dix-sept ans, Jeanne Franklin, âgée de douze ans, et Henri Lee, âgé de quinze ans, furent inoculés avec le pus de la vaccine pris du bras de Marie Webb.

CXLVIIIe CAS.

On put observer chez Anne Timms quelques symptômes frébiles depuis le huitième jusqu'au seizième jour; elle eut cent soixante-cinq boutons qui tous suppurèrent.

CXLIXe CAS.

Suzanne Timms fut malade depuis le neuvième jusqu'au quatorzième jour, et n'eut point d'éruption.

C Lᵉ C A S.

Jeanne Franklin fut très-légérement incommodée par l'inoculation, et n'eut point d'éruption.

C L Iᵉ C A S.

Henri Lee se plaignit pendant deux ou trois jours; il eut seulement un bouton.

Le 13 mars, les personnes suivantes furent inoculées avec le pus de la vaccine, pris du bras de Sara Hat.

Annne Spooner, âgée de vingt ans, M. Wall, âgé de quatorze ans, Y. Wall, âgé de dix ans, W. Ockendon, âgé de douze ans, Joseph Ockendon, âgé de dix ans, W. Jennings, âgé de sept ans, George Jennings, âgé de six ans, Y. Pluckrose, âgé de sept ans, Charlotte Webb, âgée de quatorze semaines, Charles Dibden, âgé de trois mois, Elisabeth Eaton, âgée de deux ans, Charlotte Eaton, âgée de dix mois, et Joseph Pigg, âgé de onze ans.

C L I Iᵉ C A S.

Anne Spooner fut indisposée trois ou quatre jours, et eut cent cinquante boutons.

CLIIIe CAS.

W. Wall fut un peu malade trois jours, et eut dix boutons.

CLIVe CAS.

Y. Wall ne se plaignit point, et n'eut point d'éruption.

CLVe CAS.

W. Ockendon fut indisposé depuis le huitième jusqu'au dixième jour, il eut seulement un bouton.

CLVIe CAS.

Joseph Ockendon fut malade trois jours, il n'eût point d'éruption.

CLVIIe CAS.

W. Jennings se plaignit de maux de tête pendant deux jours, et eut seulement un bouton.

CLVIIIe CAS.

George Jennings eut les mêmes symptômes que son frère Williams, mais il n'eut point d'éruption.

CLIXe CAS.

Y. Pluckrose ne se plaignit point et n'eut point d'éruption.

CLXe et CLXIe CAS.

Charlotte Webb et Charles Dibden; la première ne fut point visiblement malade à la suite de l'inoculation et n'eut point de boutons; le second eut une petite fièvre le neuvième jour, et vomit; il eut seulement trois boutons à la place de l'inoculation.

CLXIIe et CLXIIIe CAS.

Elisabeth Eaton et Charlotte Eaton furent légèrement indisposées le onzième jour, et le douzième elles eurent l'une et l'autre environ vingt boutons.

CLXIVe CAS.

Joseph Pigg se plaignit de douleurs dans les aisselles et d'un léger mal de tête pendant quatre jours; il eut seulement quatorze boutons.

Le treize mars, les sujets suivans furent inoculés avec du pus de la vaccine, pris du bras de Samuel Lampart.

Marie Ockendon, âgée de quinze ans, Sara Ockendon, âgée de sept ans, Sara Staley, âgée de douze ans, Anne Staley, âgée de sept ans, Marie Fuller, âgée de onze ans, Isabelle Barrette, âgée de onze ans, Marie Perry, âgée de trois ans, Suzanne Vinilem, âgée de cinq mois, Elisabeth Brensden, âgée de dix-huit mois, Marie Ward, âgée de dix mois, W. Terrey, âgé de deux mois, Caroline Poorey, âgée de trois ans, Anne Poorey, âgée de onze mois, Y. Langstaff, âgé de quatre ans et demi, Emma Lightfoot, âgée de treize mois, Daniel Sinclair, âgé de sept mois, M. H. Hills, âgé de dix-huit semaines, et Catherine Doualdson, âgée de neuf mois.

CLXV^e^ CAS.

Marie Ockendon fut indisposée depuis le neuvième jusqu'au quatorzième jour, elle eut seulement six boutons.

CLXVI^e^ CAS.

Sara Ockendon se plaignit de maux de tête et de douleurs dans les membres, etc. il ne parut que quatre boutons.

CLXVIIe CAS.

Sara Staley fut indisposée depuis le dixième jusqu'au quinzième jour, elle n'eut point d'éruption.

CLXVIIIe CAS.

Les symptômes chez Anne Staley furent les mêmes qu'ils avaient été chez sa sœur Sara.

CLXIXe et CLXXe CAS.

Marie Fuller et Isabelle Barrett eurent l'une et l'autre quelques légers accès de fièvre depuis le neuvième jusqu'au quatorzième jour; la première eut six boutons et la seconde en eut vingt.

CLXXIe, CLXXIIe et CLXXIIIe CAS.

Marie Perry, Suzanne Vinilem et Elisabeth Brensden ne parurent point incommodées à la suite de l'inoculation, et n'eurent point d'éruption, mais la tumeur chez toutes trois fut très-considérable et entourée d'une efflorescence.

CLXXIVe CAS.

Marie Ward eut une fièvre légère pendant deux jours, et il parut quelques petits boutons pendant une journée seulement.

CLXXVe, CLXXVIe, CLXXVIIe et CLXXVIIIes CAS.

W. Terry, Anne Poorey, Caroline Poorey et Y. Langstaff n'eurent point de boutons, et aucun d'eux ne parut indisposé, excepté Anne Poorey qui eut pendant deux jours un peu de fièvre.

CLXXIXe et CLXXXe CAS.

Emma Lightfoot et Daniel Sainclair furent l'une et l'autre un peu malades pendant deux ou trois jours; la premiere eut quatre ou cinq petits boutons, et le second n'eut point d'éruption.

CLXXXIe et CLXXXIIe CAS.

Anne Hills et Catherine Doualdson n'eurent ni fièvre ni éruption.

CLXXXIII^e CAS.

Anne Clarke fut inoculée avec du pus de la vaccine, pris du bras de Pierre Peters; elle eut deux ou trois boutons passagers, mais point de fièvre.

Le quinze mars, Y. Buckthorpe, âgé de vingt-deux ans, Y. Cater, âgé de quatorze ans, Suzanne Tomlin, âgée de dix-neuf ans, Marie Burgess, âgée de quatre ans, et Sophie Burgess, âgée de trois ans, furent inoculés avec le pus de la vaccine, pris du bras de Joseph Wrench.

CLXXXIV^e CAS.

Y. Buckthorpe fut indisposé depuis le neuvième jusqu'au quatorzième jour, il eut près de cent boutons.

CLXXXV^e CAS.

Y. Cater se plaignit de maux de tête, etc. depuis le huitième jusqu'au onzième jour; il eut quarante boutons.

CLXXXVI^e CAS.

Suzanne Tomlin fut malade trois jours, elle eut vingt-quatre boutons.

CLXXXVIIe et CLXXXVIIIe CAS.

Marie et Sophie Burgess ne furent point incommodées à la suite de l'inoculation, Sophie n'eut point de boutons, et Marie n'en eut que trois.

Le dix-huit mars, les personnes suivantes furent inoculées avec le pus de la vaccine, pris du bras d'Elisabeth Platford.

Y. Williams, âgé de sept mois, James Runtsnau, âgé de trois mois, Robert Lear, âgé de dix-sept mois, Y. Selby, âgé de cinq mois, Samuel Ariell, âgée de deux ans, James Ariell, âgé de cinq ans, Henry Servy, âgé de deux ans et demi, Sara Lovell, âgée de quatre ans, Henry Lovell, âgé de deux ans, Rebecca Salmon, âgée de neuf mois, Y. Candell, âgée de dix-huit mois, et François Candell, âgé de six mois.

CLXXXIXe CAS.

Y. Williams ne fut point indisposé et n'eut point de boutons; la tumeur fut entourée d'une efflorescence vers le onzième jour.

CXC^e^ CAS.

James Runtsnau eut un peu de fièvre dans la soirée du dixième jour; il n'eut point d'éruption.

CXCI^e^ CAS.

Les symptômes chez Robert Lear furent les mêmes que dans la maladie de Runtsnau.

CXCII^e^ CAS.

J. Selby eut la fièvre deux jours, et quarante boutons.

CXCIII^e^ et CXCIV^e^ CAS.

Samuel Ariell et James Ariell eurent tous deux de la fièvre le dixième et le onzième jour, mais point d'éruption.

CXCV^e^ et CXCVI^e^ CAS.

Henry Servy et Sara Lovell furent malades deux jours; le premier n'eut point de boutons, la seconde en eut quarante.

O X C V I Ie C A S.

Henry Lovell fut malade trois jours, et eut cent soixante-dix boutons.

C X C V I I Ie C A S.

Rebecca Salmon fut très-légérement indisposée, mais elle eut environ deux cents boutons très-petits.

C X C I Xe et C Ce C A S.

J. Corwell et François Candell eurent la fièvre deux ou trois jours, le premier eut trente-six boutons, et le second en eut douze.

Tous les malades ci-dessus, inoculés depuis le 6 mars, l'ont été successivement depuis avec de la matière variolique (excepté les deux Ariell); aucun d'eux n'a pris la petite vérole.

Afin que l'on pût saisir d'un coup d'œil la marche progressive de l'infection de la vaccine passant d'un malade à l'autre, ainsi que l'intensité de la maladie qu'elle occasionna dans ces différens cas; j'ai joint ici une table arrangée dans ce but.

On remarquera que le pus dont je me suis servi pour faire ces inoculations, ne provient pas uniquement et immédiatement des boutons du pus de la vache, mais que j'ai aussi employé le pus pris des boutons de Sara Rice qui avait contracté la maladie en trayant une vache malade.

TABLE.

	Age du malade. Années.	Mois.	Jours de la maladie.	Nombre des boutons.
De la vache à				
M. Payne.	2	6	3	0
E. Payne.	—	4	5	0
Bucklan.	—	4	4	24
R. Payne.	10	—	0	5
Redding.	16	—	1	4
Collingridge	17	—	4	170
Pinck.	15	—	0	0
De M. et E. Payne à				
Talley.	14	—	—	—
Brown.	15	—	—	—
De Collingrigde à				
Mundy.	25	—	2	15
George.	25	—	6	530
Butcher.	13	—	2	0
Dorset.	19	—	1	0
Des boutons de Buckland à				
S. Price.	13	—	2	6
De Redding à				
Wise.	14	—	0	4
De Mundy à				
Slade.	21	—	5	4
De George à				
Tarrent.	19	—	1	0
De Butcher à				
Jewel.	20	—	2	0

	Age du malade. Années.	Mois.	Jours de la maladie.	Nombre des boutons.
De Butcher à				
Bumpus.	20	—	6	310
West.	21	—	5	20
W. Hull.	11	—	4	200
H. Hull.	13	—	1	8
S. Hull.	8	—	2	120
De Jewel à				
Fisk.	—	4	4	40
Reed.	15	—	5	70
De S. Price à				
Pedder.	—	11	5	40
Hoole.	—	5	5	102
Hickland.	—	6	3	300
Morton.	—	9	7	200
De Fisk à				
Davy.	—	3	1	3
Murrell.	—	7	4	20
De Bumpus à				
Dixon.	19	—	4	174
W. Walker.	—	11	0	0
Cummins.	—	3	0	0
Ellistone.	—	3	2	0
Dunn.	—	8	3	0
De West à				
So. Dobinson.	5	—	0	0
Sara Dobinson.	3	—	0	0
H. Dobinson.	1	—	1	0
Giles.	20	—	3	30
Bigg.	18	—	5	12
Briaris.	16	—	4	2
De Reed à				
Cowling.	23	—	4	50
Webb.	12	—	0	12

	Age du malade. Années.	Mois.	Jours de la maladie.	Nombre des boutons.
De REED à				
Mason.	2	6	0	4
Goodluck.	—	3	2	0
De MURRELL à				
Hat.	20	—	4	40
Platford.	17	—	8	1000
De H. DOBINSON à				
Gunter.	1	—	2	3
Sears.	—	9	5	200
E. Giles.	—	9	3	90
Des boutons de DIXON à				
C. Harriskind.	4	—	4	100
W. Harriskind	2	—	3	12
D. Harding.	—	3	1	15
E. Harding. . . .	3	—	1	2
Waters.	12	—	6	120
J. Harding.	17	—	1	0
De WEBB à				
H. Timms.	19	—	7	165
S. Timms.	17	—	5	0
Franklin.	12	—	1	0
Lee.	15	—	2	3
De HAT à				
Spooner.	21	—	4	150
M. Wall.	14	—	3	10
J. Wall.	10	—	0	0
J. Ockendon.	10	—	3	0
W. Ockendon.	12	—	3	1
W. Jennings.	7	—	2	1
G. Jennings.	6	—	2	0
Pluckrose.	7	—	0	0
C. Webb.	—	3	0	0
Dibden.	—	3	1	0

	Age du malade. Années.	Mois.	Jours de la maladie.	Nombre des boutons.
De Hat à				
E. Eaton.	2	—	2	2
C. Eaton.	—	10	2	2
Pigg.	11	—	4	14
De Platfort à				
Williams.	—	7	0	0
Runtsman.	—	3	1	0
Lear.	1	5	1	0
Selby.	—	5	2	40
S. Ariell.	2	—	2	0
J. Ariell.	5	—	2	0
Servi.	2	6	2	0
S. Lovell.	4	—	2	40
H. Lovell.	2	—	3	170
Salmon.	—	9	1	200
Corwell.	—	8	3	36
Cundell.	—	6	2	12
De S. Rice à				
Harris.	21	—	0	300
Bunker.	15	—	3	3
Crouch.	7	—	0	0
Fox.	25	—	—	—
Dennis.	23	—	—	—
De Crouch à				
Keys.	25	—	1	0
Turner.	24	—	6	220
Morgan.	1	—	5	0
Une vache de M. Coleman.				
De la vache à				
Streeton.	22	—	6	300
Smith.	16	—	4	105
Meacock.	30	—	5	350

	Age du malade. Années.	Mois.	Jours de la maladie.	Nombre des boutons.
De Turner à				
Fairbrother.	15	—	4	4
Calloway.	19	—	3	20
Camplain.	17	—	4	30
J. Turner.	—	8	2	1000
Buckley.	—	5	1	0
Welch.	—	3	1	0
De Streeton à				
Grenvill.	20	—	3	35
Honeywood.	2	—	0	0
Rood.	1	6	2	0
Mile.	1	3	0	0
Jenkins.	1	—	3	300
Barber.	—	11	2	1
Dix.	—	11	0	6
A. Walker.	—	10	2	0
Brough.	—	10	3	20
Towser.	—	8	2	10
Knighton.	—	8	2	0
Price.	—	8	1	0
Spilsbury.	—	4	2	0
May.	—	4	4	5
Sully.	—	3	1	0
Terry.	—	2	1	1
Scott.	—	2	1	0
Johnston.	—	2	0	0
Stewart.	—	2	0	0
De Smith à				
Wrench.	24	—	3	30
S. Peters.	19	—	4	1
P. Peters.	18	—	4	24
Brown.	5	—	0	0
Shipley.	3	—	0	1

	Age du malade. Années.	Mois.	Jours de la maladie.	Nombre des boutons.
De Smith à				
Crostbi.	—	10	0	0
Evans.	—	7	2	0
De Meacock à				
C. Cooke.	4	—	0	0
A. Cooke.	2	—	0	0
De Brown à				
R. Scott.	2	6	1	14
Bennett.	1	—	0	0
Black.	1	—	3	7
M. Jenkins.	—	9	1	0
Lawyer.	—	8	0	0
King.	—	6	0	0
Jones.	—	6	0	0
Phipps.	—	6	3	0
Newman.	—	6	4	0
Harper.	—	5	2	0
De May.				
G. Paul.	3	—	0	2
A. Paul.	1	—	3	40
Chandler.	—	5	0	0
M. Hatt.	1	—	1	5
Boardore.	—	7	0	0
Lampart.	2	—	2	3
Page.	1	6	0	0
Carter.	—	1	2	3
Sermon.	—	6	3	5
A. Marshall.	2	—	0	0
H. Marshall.	—	4	0	0
Henley.	5	—	0	0
New.	1	6	4	100
Des boutons de Turner à				
M. Crouch.	3	—	0	0

	Age du malade. Années.	Mois.	Jours de la maladie.	Nombre des boutons.
De STEWART à				
Wood.	3	—	1	0
Clifford.	2	6	1	0
De A. WALTHER à				
Restieux.	—	4	0	0
Bates.	—	$1\frac{1}{2}$	0	0
Thompson.	2	—	2	1
W. London.	3	—	1	0
J. London.	—	6	0	0
Wallace.	3	—	2	0
Rogers.	42	—	3	0
T. Thoroughgood.	14	—	3	33
A. Thoroughgood.	17	—	6	10
Des boutons de STREETONS à				
S. Reeve.	1	6	1	20
A. Reeve.	—	1	1	12
Richardson.	13	—	3	12
Adams.	—	6	3	200
De PHIPPS à				
Shipton.	4	—	0	0
Staits.	2	—	2	3
Youngman.	—	3	0	0
Dudley.	2	—	1	50
Cade.	—	10	0	0
Piper.	—	4	1	0
De LAMPART à				
M. Ockendon.	16	—	4	6
S. Ockendon.	17	—	3	4
S. Stacey.	12	—	4	0
A. Stacey.	7	—	4	0
Fuller.	11	—	4	6
Barrett.	11	—	4	20
Perry.	3	—	0	0

	Age du malade. Années.	Mois.	Jours de la maladie.	Nombre des boutons.
De LAMPART à				
Vinicum.	—	5	0	0
Bensden.	1	6	0	0
Ward.	—	10	2	7
Terry.	—	2	0	0
C. Poorey.	3	—	0	0
A. Poorey.	—	11	2	0
Langstaff.	4	6	0	0
Lightfoot.	1	1	2	5
Sinclair.	—	7	2	0
Hills.	—	4	0	0
Donaldson.	1	7	0	0
De WRENCH à				
Buckthorpe.	22	—	4	100
Cater.	14	—	3	40
Tomlin.	19	—	3	24
M. Burgess.	4	—	0	3
S. Burgess.	3	—	0	0
De P. PETERS à				
Clarke.	5	—	0	3

Nota. M. Woodwille n'avait compté donner que ces Tables ; mais la publication de son ouvrage ayant été retardée par différentes circonstances, il y a joint le tableau des personnes inoculées depuis lors. On n'a pas cru devoir l'ajouter, parce que ce médecin ne donne pas le détail de ces inoculations ; il suffira de remarquer que, d'après cette seconde table qui renferme un nombre de 310 personnes inoculées avec le pus de la vaccine, 116 ont eu la maladie sans éruption ; les autres ont eu plus ou moins de boutons. Dans aucun de ces 310 cas, la maladie n'a été accompagnée de symptômes fâcheux.

Ceux qui connaissent l'histoire de la vaccine, ne seront sans doute pas surpris de voir que dans les exemples que je viens de rapporter, une éruption pustuleuse ait été souvent la suite de l'inoculation de cette maladie; mais j'avoue que lorsque je vis pour la première fois les boutons de Buckland (voyez cas IIIe), ne m'étant point attendu à cette apparition, je craignis que la lancette employée dans cette inoculation n'eût eu quelque atome du pus variolique. Cependant mes doutes furent bientôt dissipés, parce qu'il se trouva que toutes les lancettes dont je m'étais servi, le 21 janvier, pour l'inoculation de la vaccine, n'avaient été employées à aucun usage depuis qu'elles avaient passé sur la meule du coutelier.

Parmi les malades à qui j'inoculai la vaccine, dès les premiers jours que j'eus pu me procurer la matière de cette maladie, il y en a eu plusieurs qui, depuis lors, se sont trouvés placés de manière qu'ils ont été constamment exposés à la contagion de la petite vérole; mais ne sachant point si la marche de la première de ces maladies arrêterait le cours de la seconde, j'inoculai la petite vérole à mes malades, le cinquième jour après l'inoculation de la vaccine. Plusieurs médecins ont cru que la matière produite par le virus de la vaccine subirait une espèce d'élaboration, par sa combinaison avec le pus de la petite vérole inoculée à l'autre bras, et que par suite de cette alliance, en inoculant d'autres personnes avec le pus de cette tumeur de la vaccine, on obtiendrait une maladie nouvelle qui tiendrait des deux précédentes, en un mot, une sorte d'hybride, et point la vraie vaccine. Je ne pourrais pas répondre à cette supposition, si pour inoculer la vaccine j'en avais toujours pris la matière avant que la constitution du malade eût pu être affectée par l'inoculation de la petite vérole : car on m'objecterait alors, avec raison, que les deux inoculations n'étant à cette période que des affections locales, les effets de la première devaient être les mêmes que si la seconde n'avait point eu lieu ; mais il n'en a pas été ainsi, plusieurs personnes ont été inoculées avec le pus de la vaccine pris du bras de Jeanne Collingridge, dans un moment où l'on pouvait supposer que les deux inoculations avaient agi sur le système entier depuis plusieurs jours ; et les symptômes que j'ai observés dans ces malades prouvent évidemment que la matière produite dans une semblable circonstance, n'excite point d'autre maladie que celle qui lui est propre, et que ses qualités morbifiques ne sont nullement altérées par sa combinaison avec le virus variolique.

En général le caractère de la tumeur produite par l'inoculation de la petite vérole, diffère essentiellement de celui de la tumeur causée par le virus de la vaccine; et lorsque le même jour on inocule à un bras la matière de la vaccine, et à l'autre celle de la petite vérole, les deux tumeurs conservent leurs caractères distinctifs, et leur aspect pathognomonique reste le même pendant tout le cours de la maladie : on ne peut jamais prendre l'un pour l'autre; assurément ceci est une preuve bien forte et suffisante pour nous convaincre que ces deux maladies demeurent, quant à leur action locale, séparées et distinctes l'une de l'autre.

J'inoculai le même jour vingt-huit personnes avec le virus de la vaccine et avec celui de la petite vérole que j'avais mêlés ensemble par portions égales; je voulais par cette expérience voir lequel des deux venins prévaudrait, ou si leur union produirait une maladie hybride; le résultat fut que chez plus de la moitié des personnes inoculées de cette manière, l'affection locale prit les caractères distinctifs de la vaccine, chez les autres elle parut avoir plutôt ceux de la petite vérole; mais les uns et les autres n'eurent qu'une indisposition très-légère, et qu'un très-petit nombre de boutons.

Pour ne pas laisser de doute sur la nature du pus que j'employais, et pour constater que c'était bien réellement celui de la vaccine, je dirai qu'ayant envoyé dans le Gloucestershire au docteur Jenner du pus des malades que j'avais, il s'en servit et me répondit que l'éruption, le cours et la terminaison de la pustule produite au bras par ce pus, étaient absolument les mêmes que celles que produisait le pus de la vraie vaccine. La matière que je lui envoyai avait été prise du bras de Anne Bumpus qui eut trois cents dix boutons qui tous suppurèrent. Mr Jenner inocula avec ce même pus vingt personnes; un autre médecin en inocula cent quarante, et les boutons qu'il fit sortir n'arrivèrent point à l'état de suppuration.

Ce fait semblerait venir à l'appui d'une opinion énoncée par le docteur Jenner, dans son second traité sur la petite vérole des vaches; il paraît attribuer à une influence particulière de l'air de la ville, les boutons qui accompagnent si souvent cette maladie dans Londres et le voisinage de cette capitale; cependant un grand nombre des malades dont j'ai fait l'histoire, a été inoculé à huit milles de Londres, et malgré cela, sur cinq, un au moins a eu des boutons; et dans un petit village situé à une égale distance de la ville, dix-huit personnes inoculées avec le même pus eurent toutes une quantité de boutons plus ou moins considérable. Le cas XXVIIe prouve encore que la matière employée était bien le virus de la vaccine, puisque Jewel avait eu la petite vérole dans son enfance; cependant le pus avec lequel on l'avait inoculée lui donna de la fièvre pendant deux ou trois jours, et la tumeur du bras ne se sécha et ne devint croûteuse que le treizième jour.

Après avoir établi suffisamment le point le plus important, celui que mes expériences devaient d'abord décider, après avoir prouvé que la vaccine est une maladie distincte de la petite vérole, et qu'elle nous met à l'abri de la contagion de cette dernière, il me reste à examiner en quoi les effets de cette maladie sur le corps humain diffèrent de ceux de la petite vérole inoculée, et en quoi ils lui ressemblent.

La vaccine, ainsi qu'on l'a nommée dans ces derniers tems, nous offre un exemple frappant et peut-être unique, d'une maladie qui se communique de l'animal à l'homme, et qu'on peut reporter dans son intégrité de l'homme à la brute; on en trouve la preuve à la page....

où l'on voit que la matière de la vaccine, produite dans le corps humain, par inoculation, ayant été appliquée au pis d'une vache, reproduisit la maladie. On a souvent essayé la même chose avec le virus variolique, mais sans succès; en cela ces deux virus diffèrent essentiellement.

La vaccine s'éloigne encore des propriétés de la petite vérole, en ce qu'elle affecte la constitution de ceux qui ont eu cette maladie; nous en avons donné un exemple dans la personne de Françoise Jewel; cependant j'ai quelques raisons pour croire que la vaccine n'attaque pas les personnes qui ont eu la petite vérole aussi aisément qu'on l'a prétendu. J'ai essayé plusieurs fois d'inoculer la vaccine à des malades qui sortaient de la petite vérole naturelle, et qui avaient eu une éruption complète; jamais je ne vis s'élever de tumeur, comme aussi dans cette même circonstance l'insertion du pus variolique ne produisit jamais la moindre inflammation à la peau : il serait donc très-probable que la vaccine, semblable en cela à la matière variolique, n'a pas de prise sur les hommes, immédiatement après qu'ils ont eu la petite vérole. Si vous inoculez avec le pus variolique un enfant qui a la petite vérole naturelle, et cela trois ou quatre jours avant que les symptômes de l'éruption paraissent, vous ne voyez point la partie inoculée s'élever comme elle le fait dans d'autres circonstances, elle devient une pustule ordinaire; au contraire si, après avoir inoculé un enfant, vous attendez jusqu'au jour qui précède la fièvre d'éruption, et qu'alors vous l'inoculiez une seconde fois; la tumeur produite par cette seconde inoculation, s'étendra presqu'autant que la première, et arrivera à l'état de suppuration, peu d'heures après que la fièvre aura commencé.

La vaccine, dans tous les cas que je connais, a agi sur la constitution du corps humain par le moyen d'une inflammation extérieure et locale; c'est aussi pour cela que je la considère comme étant une maladie inoculée; ce virus paraît donc avoir le même mode d'action et suivre les mêmes lois que le virus de la petite vérole: ainsi lorsque le même sujet a été inoculé à la fois, avec le venin variolique et avec le virus de la vaccine, chaque jour, jusqu'au moment où les symptômes fébriles se développent, ces deux inoculations avancent également; et lorsque le système commence à être affecté, elles paraissent aussi marcher d'un pas égal vers leur point de maturation; mais comme je l'ai déja dit, la tumeur locale produite par l'inoculation de la vaccine, a ordinairement un aspect qui ne ressemble point à celui de la tumeur causée par l'inoculation de la petite vérole. Si on a inoculé par une simple piqûre, la tumeur prend une figure parfaitement circulaire, elle est toujours circonscrite, ses bords sont élevés et bien nettement découpés, sa surface est applatie durant tous les périodes de la maladie; tandis que la tumeur produite par la matière variolique, ou prend la figure d'une pustule arrondie, ou s'étend le long de la peau, ou devient angulaire et irrégulière, ou est absolument défigurée par de nombreuses vésicules.

Il y a encore une différence plus générale et plus marquée dans le contenu de la tumeur de la vaccine: le fluide qui s'y forme est, à moins qu'il ne survienne quelque circonstance extraordinaire, rarement puriforme, l'escarre qui succède est d'une texture plus dure, a une surface plus unie et une autre couleur que ne l'a la croûte qui nait de la concrétion d'un pus; je dois pourtant dire que les phénomènes que je décris n'accompagnent pas constamment la maladie, qu'ils changent quelquefois et même si fort, qu'on ne peut pas les distinguer de ceux que produit l'inoculation de la petite vérole; et j'ai observé que lorsque la maladie perdait ainsi l'aspect qu'elle offre ordinairement dans la place inoculée, ses effets sur la constitution étaient beaucoup plus graves qu'ils ne le sont lorsque la tumeur conserve bien tous ses caractères distinctifs.

Voilà à peu près tous les traits distinctifs de ces deux maladies, qu'on a pu observer dans leur effet topique ; il s'agit à présent de les considérer sous un point de vue plus important, c'est-à-dire de comparer leur effet général sur le corps humain, afin de déterminer, s'il est possible et si les exemples que j'ai cités sont assez nombreux pour oser le faire, laquelle de ces deux maladies est la plus bénigne et la moins dangereuse : car, puisqu'il est prouvé que ceux qui ont eu la vaccine n'ont pas la petite vérole, dès qu'il sera prouvé que la première est moins funeste ; on pourra et l'on devra la substituer à la dernière ; le nombre des personnes qui ont été sous mes yeux inoculées de la petite vérole des vaches, monte à environ six cents ; je n'ai pas pu les faire toutes entrer dans mes tables, parce qu'au moment ou elles furent imprimées la maladie n'était pas assez avancée pour que j'en pusse déjà connaître les résultats ; on peut ajouter à ces six cents un grand nombre d'autres personnes que je n'ai pas voulu citer, parce que je ne les avais pas soignées moi-même.

Malgré cela, ces tables contiennent un nombre de cas suffisant pour que le lecteur médecin soit en état de porter un jugement assez juste sur la maladie, et pour qu'il puisse, en comparant ce qui serait probablement arrivé dans un nombre égal de sujets inoculés de la petite vérole, décider lui-même; mais avant que de le faire on saura que depuis que ces tables ont été livrées à la presse, un enfant à la mamelle est mort le onzième jour après l'insertion du pus de la vaccine; dans ce cas funeste et unique, la tumeur locale était peu considérable, les symptômes de l'éruption avaient paru le septième jour; alors l'enfant eut des accès de nature spasmodique, qui revenaient à de courts intervalles, chaque fois avec un plus grand degré de violence, et qui l'enlevèrent à l'époque que j'ai dite, après une éruption de quatre-vingts à cent boutons.

Il paraît donc que sur cinq cents cas d'inoculation de la vaccine un a été funeste, et les tables ci-jointes montrent que dans plusieurs la quantité de boutons a rendu la maladie très-grave, tandis que d'un autre côté, un grand nombre de malades a éprouvé à peine quelque légère indisposition, et n'a point eu de boutons. Pour juger avec précision de l'intensité respective des deux maladies, il faudrait rassembler un nombre de cas de la petite vérole inoculée, égal à celui des inoculations que je viens de présenter, en faire des tables détaillées, telles que celles que j'ai données pour la vaccine, et les comparer.

En général, cependant, il est évident que le pus de la vaccine a produit beaucoup moins de pustules, et a excité une indisposition beaucoup moins grave que ne l'eût été celle qu'aurait produite l'inoculation de la petite vérole; car on voit dans mes tables que cinquante-deux personnes n'ont point eu de boutons, et que sur la totalité il n'y a eu que le quart des sujets inoculés qui ait éprouvé un dérangement dans le système général. J'avoue que dans quelques circonstances la vaccine a paru avec les symptômes d'une maladie grave; dans trois ou quatre cas, sur cinq cents, le malade a été réellement en danger, et un enfant est mort, comme je l'ai dit, des suites de la maladie. Je suppose donc que par la suite il se trouve que sur cinq cents inoculés de la petite vérole des vaches il en meurt un; assurément je ne voudrais point introduire dans mon hôpital cette nouvelle matière, car parmi les cinq mille personnes inoculées de la petite vérole, dans ces derniers tems, à ce même hôpital, il n'en est mort qu'une sur six cents. Mais je suis porté à croire, et j'ai des raisons pour cela, que si l'on choisissait la matière de la vaccine, et que l'on ne prît pour l'inoculer, que le pus des boutons de ceux des malades chez lesquels la maladie se présente sous un aspect plus bénin, les résultats de l'inoculation seraient beaucoup plus favorables que ceux que j'ai obtenus : car quoiqu'il soit arrivé quelquefois que la matière prise d'un malade qui n'avait eu ni fièvre ni éruption, ait produit l'une et l'autre sur un autre sujet; cependant elle a toujours donné une maladie beaucoup plus bénigne que ne l'était celle que causait le pus des pustules ou le pus pris sur un malade qui avait été affecté d'une manière plus grave; on peut voir cela en examinant les tables avec attention.

Nous observerons encore, que sur soixante-deux personnes qui furent inoculées avec le pus d'un bouton, cinquante-sept eurent une éruption, et ceux qui reçurent ensuite la maladie de ces cinquante-sept malades parurent avoir aussi des boutons dans la même proportion; je remarquerai donc que la maladie qui fut funeste à l'enfant inoculé, avait été causée par ce pus pris de Talbot (Voyez page ....) : d'où il paraît que la vaccine, dans de certaines circonstances, perd non-seulement les caractères qui la distinguent de la petite vérole, mais qu'elle a aussi la propriété de continuer et se propager sous cette modification nouvelle. On pourrait là-dessus considérer la petite vérole des vaches et la petite vérole humaine comme étant de simples variétés, et non point des especes distinctes.

Un des avantages majeurs qu'on attribuait à la vaccine, était celui-ci : on prétendait qu'elle n'était pas contagieuse, et que les émanations ou effluves des personnes qui en étaient attaquées ne la communiquaient pas à d'autres personnes : cela est vrai lorsque la maladie ne dépasse pas les bornes de la partie inoculée; mais lorsqu'elle produit de nombreux boutons sur toute la surface du corps, les exhalaisons qui en émanent infectent les personnes qui entourent le malade, et lui communiquent la vaccine. J'ai eu dernièrement occasion d'observer deux cas semblables : dans l'un les symptômes furent graves, l'éruption fut confluente, dans l'autre la maladie fut très-modérée, et il n'y eut que très-peu de boutons.

On a répandu dans le public que quelques personnes avaient eu la petite vérole après avoir eu la vaccine, et l'on a publié quelques faits dans l'intention de faire croire que semblable chose arrivait fréquemment : cela est faux; et lorque j'ai examiné les exemples qu'on alléguait, j'ai trouvé qu'on ne prouvait pas que la maladie tenue pour la vaccine l'eût été réellement, tandis qu'au contraire les expériences, faites pour démontrer que ceux qui ont eu la vaccine sont entièrement à l'abri de la petite vérole, sont authentiques, décisives et en assez grand nombre pour établir le fait d'une manière satisfaisante; cela est en général aussi vrai et aussi constant que cette autre loi du système du corps humain, d'après laquelle nous admettons que celui qui a eu une fois la petite vérole, ne peut pas la reprendre.

Les malades auxquels j'ai inoculé le pus variolique, après qu'ils eurent eu la vaccine, sont à peu près au nombre de quatre cents : aucun d'eux n'a pris la petite vérole; cependant il est bien digne de remarque que le quart d'entr'eux avait été si légérement affecté par le pus de la vaccine, qu'il ne produisit aucun bouton ni aucune indisposition sensible.

On dit que la tumeur de la vaccine produit fréquemment une inflammation érysipélateuse et une ulcération phagédénique; cependant chez les malades que j'ai soignés je n'ai jamais vu à la place de l'inoculation aucune inflammation digne d'être remarquée; j'en excepterai un seul cas, où elle fut bientôt dissipée par l'application d'un peu d'acétite de plomb.

FIN.